中药现代化研究系列

U0388530

人体肠道微生物对黄酮类天然产物柚皮苷代谢的影响

苏薇薇 陈滔彬 姚宏亮 著

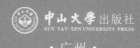
中山大学出版社
SUN YAT-SEN UNIVERSITY PRESS

·广州·

图书在版编目（CIP）数据

人体肠道微生物对黄酮类天然产物柚皮苷代谢的影响/苏薇薇，陈滔彬，姚宏亮著．—广州：中山大学出版社，2022.5

（中药现代化研究系列）

ISBN 978 - 7 - 306 - 07521 - 5

Ⅰ．①人…　Ⅱ．①苏…　②陈…　③姚…　Ⅲ．①肠道微生物—影响—柑果苷—药物代谢动力学—研究　Ⅳ．①R282.710.5

中国版本图书馆 CIP 数据核字（2022）第 071487 号

出　版　人：王天琪
策划编辑：曾育林
责任编辑：曾育林
封面设计：曾　斌
责任校对：袁双艳
责任技编：靳晓虹
出版发行：中山大学出版社
电　　　话：编辑部 020 - 84113349，84110776，84111997，84110779，84110283
　　　　　　发行部 020 - 84111998，84111981，84111160
地　　　址：广州市新港西路 135 号
邮　　　编：510275　传　　真：020 - 84036565
网　　　址：http：//www.zsup.com.cn　E-mail：zdcbs@mail.sysu.edu.cn
印　刷　者：广州市友盛彩印有限公司
规　　　格：787mm×1092mm　1/16　8.25 印张　214 千字
版次印次：2022 年 5 月第 1 版　2022 年 5 月第 1 次印刷
定　　　价：48.00 元

内 容 提 要

　　本书是苏薇薇（中山大学）、陈滔彬（中山大学）、姚宏亮（广东省科学院动物研究所）合作完成的原创性研究成果。本书主要研究内容：①合成了稳定同位素氘标记的柚皮苷、柚皮素、HPPA，成功排除人体生物样本中复杂的非药源性基质干扰，共鉴定出柚皮苷经人体肠道微生物介导的 13 种代谢产物；并对柚皮苷主要代谢产物柚皮素、HPPA 进行了定量分析，系统阐明了柚皮苷经人体肠道微生物介导的代谢规律。②基于 16S rRNA 基因高通量测序技术，探讨并找出了影响柚皮苷代谢的潜在人体肠道微生物群。③通过 LPS 诱导的急性肺损伤小鼠动物模型，发现柚皮苷经人体肠道微生物介导产生的代谢产物 HPPA 具有良好的抗肺部炎症作用，提示 HPPA 是柚皮苷防治呼吸道炎症的药效物质基础之一。本书为进一步阐明柚皮苷的作用机制提供了依据。

　　本研究获得广东省自然科学基金项目（2018A030313491）、广东省重点领域研发计划项目（2020B1111580001）的资助。

《人体肠道微生物对黄酮类天然产物
柚皮苷代谢的影响 》 著者

苏薇薇　陈滔彬　姚宏亮

目　　录

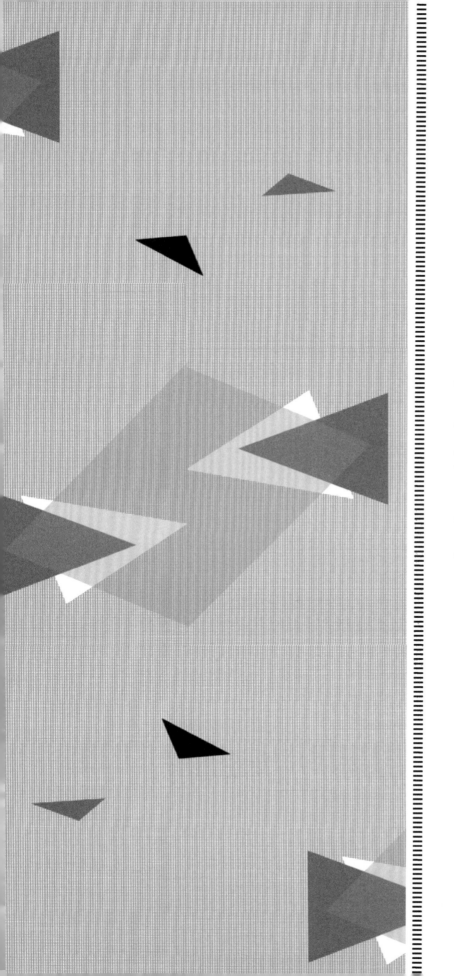

第一章　引言

第一节 柚皮苷研究现状

柚皮苷（naringin，NG）是一种广泛存在于多种药用植物中的二氢黄酮类天然产物，本团队的前期研究表明：柚皮苷具有镇咳、祛痰、抗炎等多种药理活性。[1-10]目前，已知柚皮素是柚皮苷发挥镇咳、祛痰药效作用的物质基础。但柚皮苷抗呼吸道炎症的物质基础是什么？目前尚无文献报道。

人体肠道中含有数量庞大、组成复杂的微生物，能够分泌多种消化酶与代谢酶，具有强大的代谢功能，可以介导多种化学物质的生物转化过程，从而调节其生物活性。柚皮苷的口服生物利用度非常低，难以吸收入血，这提示柚皮苷经过口服给药后，会在胃肠道中滞留一段相对较长的时间，且不可避免地被人体肠道微生物代谢。柚皮苷经人体肠道微生物介导的代谢后，会产生许多代谢产物，这些代谢产物具有不同的生理活性，很可能是柚皮苷在体内发挥药效的物质基础。本书对柚皮苷经人体肠道微生物介导的生物代谢转化进行系统的研究，并考察其主要代谢产物的生物活性，有助于阐明柚皮苷的代谢规律以及药效物质基础，进而为柚皮苷的开发利用提供科学依据。

第二节 本书主要研究内容概述

一、合成了稳定同位素氘标记的柚皮苷，并系统研究其经人体肠道微生物介导的生物代谢转化规律

通过碱性开环、羟醛缩合与 Michael 加成等化学合成方式，成功地把稳定同位素氘标记到柚皮苷 B 环的 2′，3′，5′，6′位点上。将合成的［2′，3′，5′，6′-D$_4$］柚皮苷（D$_4$-NG）与新鲜的人体粪菌液进行厌氧共孵育，通过 UFLC-Q-TOF-MS/MS 技术对柚皮苷经人体肠道微生物介导生成的代谢产物进行了系统的分离与定性鉴别。共鉴定出 13 种代谢产物并阐明了其代谢规律。结果表明：①本团队设计的稳定同位素标记策略，能够有效地排除人体生物样本中非药源性基质的干扰；②发现人体

肠道微生物不仅可以介导柚皮苷的脱糖水解与裂解开环反应，还能够催化柚皮苷发生多种Ⅰ相代谢反应，这提示人体肠道微生物对柚皮苷的代谢具有多元性；③发现人体肠道微生物代谢柚皮苷具有非常明显的个体差异，这与物种多样性有关。

二、柚皮苷及其主要代谢产物柚皮素、HPPA 的同时定量分析

分别通过酸碱水解、溴代（氢化）反应合成了［2′，3′，5′，6′-D$_4$］柚皮素（D$_4$-NE）、［2′，3′，5′，6′-D$_4$］HPPA（D$_4$-HPPA），并建立了一种同时对柚皮苷及其经人体肠道微生物介导产生的主要代谢产物柚皮素、HPPA 进行 RRLC-MS/MS 定量的方法。该方法快速、高效，专属性好；其线性范围、准确度、精密度、提取回收率、基质效应、稳定性等评价指标，均符合生物样品的定量分析指导原则。该分析策略还可应用于其他黄酮类及多酚类化合物的药代动力学研究中。此外，含量一时间曲线显示人体肠道微生物代谢柚皮苷后，产生的主要代谢产物为柚皮素、HP-PA，二者均可被吸收入血并发挥其生物活性。基于此，我们提出了人体肠道微生物代谢柚皮苷的主要转化途径：柚皮苷在进入胃肠消化道后，首先被肠道菌分泌的糖苷酶水解成柚皮素，未被吸收入血的柚皮素进一步通过 C 环裂解反应生成 HPPA。上述结果对柚皮苷的物料平衡、药代动力学研究，具有重要的指导意义与参考价值。

三、基于 16S rRNA 基因测序技术，探讨影响柚皮苷代谢的人体肠道微生物群

通过 16S rRNA 基因高通量测序技术，分析了不同志愿者的肠道微生态的物种组成及其相对丰度。在 30 名志愿者的粪便样本中，共鉴定出 142 种肠道细菌。进一步将人体肠道微生态的多样性与柚皮苷的代谢产物进行关联分析，结果发现多种人体肠道菌参与了柚皮苷的脱糖水解代谢与 C 环裂解，提示水解与开环是人体肠道菌代谢柚皮苷及其他黄酮类或多酚类化合物的主要反应类型。其中，普氏菌属（*Prevotella*）、考拉杆菌属（*Lachnoclostridium*）、大肠杆菌属（*Escherichia*）、氨基酸球菌科（Acidaminococcaceae）这 4 种肠道菌与柚皮苷的脱糖水解反应呈正相关，是介导脱糖水解主要的代谢微生物。除了普氏菌（*Prevotella*）外，柚皮苷的 C 环裂解代谢产物 HPPA 还可能与巨单胞菌属（*Megamona*）、产粪甾醇真细菌属（*Eubacterium coprostanoligenes*）、*Agathobacter* 属、*Alistipes* 属、*Subdoligranulum* 属等肠道菌的相对丰度呈正相关。此外，还发现拟杆菌属（*Bacteroides*）、粪杆菌属（*Faecalibacterium*）、*Agathobacter* 属、*Alistipes* 属等人体肠道菌可能是调控柚皮苷发生Ⅰ相代谢的潜在微生物类群。上述结果表明，人体肠道微生物可以通过分泌不同的代谢酶催化柚皮苷的生物转化，而且不同的肠道微生物具有不同的代谢功能，为后续探讨柚皮

苷的代谢调控机制提供了依据。

四、HPPA 的镇咳、抗肺部炎症药效作用

考察了 HPPA 在呼吸系统方面的生物活性，通过辣椒素、枸橼酸诱导的豚鼠咳嗽模型，发现 HPPA 不具有镇咳的生物活性。采用鼻腔滴注 LPS 诱导的急性肺损伤（ALI）小鼠动物模型，考察 HPPA 对急性肺部炎症的防治作用。结果表明：连续 3 天预防给药后，HPPA 不仅能够显著降低 ALI 小鼠的肺组织湿重与干重的比值及细胞因子（IL-18、IL-1β、IL-1α）的表达，同时还可以有效地抑制 ALI 小鼠肺组织 MPO、LDH、caspase-1、caspase-3 的活力，且与等摩尔剂量给予柚皮苷者的药效作用无统计学差异。上述结果首次表明 HPPA 能够有效地改善肺水肿、炎症与细胞凋亡等急性肺损伤，表明其是柚皮苷在体内发挥抗肺部炎症药效的物质基础之一。这为进一步阐明柚皮苷的作用机制提供了新的依据。

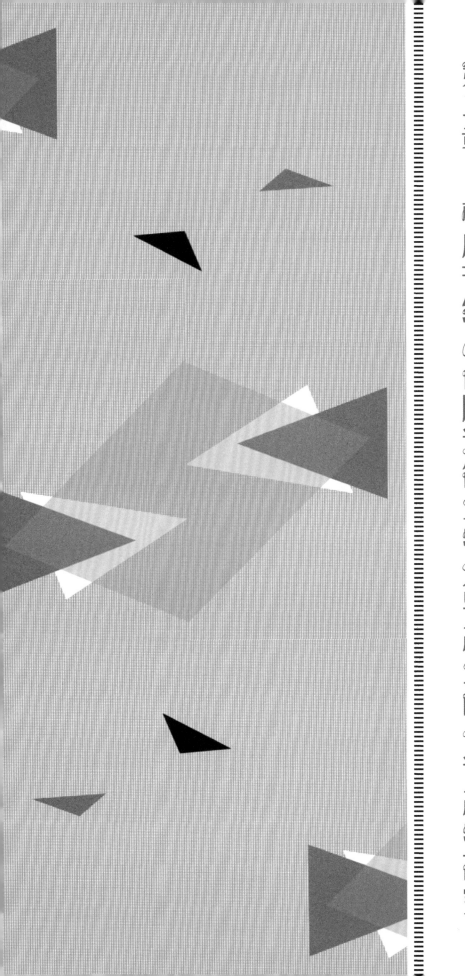

第二章　柚皮苷经人体肠道微生物介导产生的代谢产物研究

第一节　研究概述

柚皮苷经口服给药后，其生物利用度较低，难以被机体吸收进入血液循环系统。因此，柚皮苷会滞留在胃肠消化道中，并且不可避免地会被其中数量庞大、组成复杂、功能强大的微生物所代谢。已有研究表明，由人体肠道微生物介导的生物代谢转化过程，不仅能够改变黄酮苷化合物的代谢动力学行为，还能够调节其生物活性。这提示柚皮苷在体内的活性也可能受人体肠道微生物的调控，即柚皮苷可能作为一个前体化合物，通过其被肠道微生物介导的生物转化所产生的代谢产物而发挥作用。因此，对柚皮苷经人体肠道微生物介导产生的代谢产物进行系统研究，有助于阐明其药效物质基础及作用机制。

但是，囿于生物样本中复杂的非药源性基质干扰，目前柚皮苷经人体肠道微生物介导的生物代谢途径尚不清晰，亟须寻找有效的技术手段来排除非药源性物质的干扰。稳定同位素无放射性，兼具灵敏度高、安全性好等优点，已被应用于许多天然产物的药物代谢研究之中。本章通过化学合成的方法，将稳定同位素氘（^{2}H，D）标记到柚皮苷上，并将其与新鲜的人体粪菌液进行厌氧共孵育，进而通过 UFLC-Q-TOF-MS/MS 技术对其代谢产物进行鉴定分析，以期最终阐明人体肠道微生物代谢柚皮苷的生物转化途径与规律。

第二节　稳定同位素氘标记柚皮苷的合成

【实验材料】

（一）仪器

本章实验所用仪器见表 2 - 1。

表 2 - 1 实验所用仪器

仪器名称	型号	品牌
核磁共振光谱仪	AV-500	美国 Bruker 公司
傅里叶转换红外光谱仪	Nicolet 6700	美国 Thermo Fisher 公司
熔点测定仪	MP 50	瑞士 Mettler Toledo 公司
超快速高效液相色谱仪	1200SL	日本 Shimadzu 公司
四级杆 - 飞行时间质谱仪	5600 plus	美国 AB Sciex 公司
台式高速离心机	Centrifuge 5415R	德国 Eppendorf 公司
可调速涡旋仪	Vortex-Genie 2	美国 Scientific Industries 公司
数码操控型超声波仪	KQ-250DE	昆山市超声仪器有限公司
半微量电子天平	MS205DU	瑞士 Mettler Toledo 公司
组织匀浆仪	T10 basic	德国 IKA 公司
去离子超纯水仪	Simplicity	美国 Millipore 公司

(二) 试药

氢氧化钠（分析纯，广州化学试剂厂）、盐酸（分析纯，广州化学试剂厂）、无水乙醇（分析纯，广州化学试剂厂）、柚皮苷对照品（纯度≥95%，美国 Sigma-Aldrich 公司）、柚皮素对照品（纯度≥98%，美国 Sigma-Aldrich 公司）、芹菜素对照品（纯度≥99%，美国 Sigma-Aldrich 公司）、圣草酚对照品（纯度≥98%，美国 Sigma-Aldrich 公司）、甲酸（质谱纯，美国 Sigma-Aldrich 公司）、[2′, 3′, 5′, 6′-D_4] 对羟基苯甲醛（上海 Artis-chem 公司）、L-脯氨酸（上海 Artis-chem 公司）、甲醇（质谱纯，美国 Fisher Scientific 公司）、乙酸乙酯（色谱纯，美国 Mreda Technology 公司）、液体厌氧培养基（日本 Nissui Pharmaceutical 公司）。

【实验部分】

(一) [2′, 3′, 5′, 6′-D_4] 柚皮苷的合成

将柚皮苷（10.0 g，17.2 mmol）加入到 100 mL 氢氧化钠水溶液（15%）中，混匀后在 100 ℃下加热 3 h。加热结束后，静置冷却至室温，随后逐滴加入盐酸调节 pH 至 6.0～7.0，待黄色固体沉淀析出。将黄色固体从水中重结晶，得到 5.0 g 中间体 3（产率为 61.1%），用于后续操作。

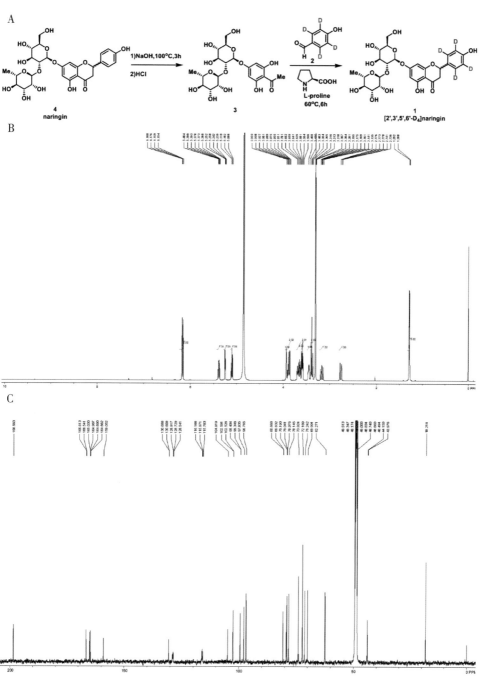

图2-1　［2′,3′,5′,6′-D₄］柚皮苷的合成路线与核磁共振图谱

A：合成路线；B：¹H NMR；C：¹³C NMR。

将［2′，3′，5′，6′-D₄］对羟基苯甲醛（1.5 g，11.9 mmol）、中间体 3（5.0 g，11.9 mmol）、L-脯氨酸（1.3 g，11.3 mmol）加入到 30 mL 无水乙醇中，混匀后在氮气中于 60 ℃ 加热 6 h。加热结束后，冷却至室温，静置过夜后，重结晶得［2′，3′，5′，6′-D₄］柚皮苷 2.0 g（产率为 32.6%）。

［2′，3′，5′，6′-D₄］柚皮苷的合成路线见图 2 - 1。

（二）［2′，3′，5′，6′-D₄］柚皮苷的熔点与红外光谱

合成的［2′，3′，5′，6′-D₄］柚皮苷熔点范围在 167～170 ℃ 之间；其红外光谱（IR）的 ν_{max}（单位：cm^{-1}）为：3428，2931，1645，1577，1452，1396，1359，1340，1295，1203，1178，1136，1087，1072，1039，891，823，767，723，696。

（三）［2′，3′，5′，6′-D₄］柚皮苷的核磁共振图谱

以甲醇为内标（3.31×10^{-6}，^{1}H；49.00×10^{-6}，^{13}C），测定［2′，3′，5′，6′-D₄］柚皮苷 ^{1}H 与 ^{13}C 核磁共振光谱（NMR），信号表示缩写如下：s，singlet；d，doublet；t，triplet；q，quartet；m，multiplet。

其中，Isomer A 的 ^{1}H NMR（500 MHz，MeOD）如下：δ：6.17（dd，$J=11.0$，2.5 Hz，2H），5.38（dt，$J=13.0$，2.5 Hz，1H），5.25（dd，$J=5.0$，1.0 Hz，1H），5.10（t，$J=8.0$ Hz，1H），3.93～3.92（m，1H），3.90～3.85（m，2H），3.70～3.63（m，2H），3.60～3.57（m，2H），3.47～3.44（m，1H），3.38（t，$J=9.5$ Hz，2H），3.20～3.14（m，1H），2.78～2.74（m，1H），1.29（d，$J=6.0$ Hz，3H）。^{13}C NMR（125 MHz，MeOD）如下：δ：198.6，166.6，165.0，164.7，159.1，130.7，128.7（2C），116.0（2C），104.9，102.6，99.4，97.8，96.8，80.7，79.0，78.1，73.9（2C），72.2（2C），71.2，70.0，62.3，44.1，18.2。

Isomer B 的 ^{1}H NMR（500 MHz，MeOD）如下：δ：6.17（dd，$J=11.0$，2.5 Hz，2H），5.38（dt，$J=13.0$，2.5 Hz，1H），5.25（dd，$J=5.0$，1.0 Hz，1H），5.10（t，$J=8.0$ Hz，1H），3.93～3.92（m，1H），3.90～3.85（m，2H），3.70～3.63（m，2H），3.60～3.57（m，2H），3.47～3.44（m，1H），3.38（t，$J=9.5$ Hz，2H），3.20～3.14（m，1H），2.78～2.74（m，1H），1.29（d，$J=6.0$ Hz，3H）。^{13}C NMR（125 MHz，MeOD）如下：δ：198.6，166.5，164.9，164.7，159.1，130.6，128.7（2C），116.0（2C），104.9，102.5，99.3，97.8，96.8，80.6，79.2，79.0，73.9（2C），72.2（2C），71.2，70.0，62.3，44.0，18.2。

［2′，3′，5′，6′-D₄］柚皮苷的 NMR 图谱见图 2 - 1，其稳定同位素 D₄ 标记丰度为 99%。

（四）［2′，3′，5′，6′-D₄］柚皮苷的高分辨质谱

使用高分辨质谱仪测定合成的［2′，3′，5′，6′-D₄］柚皮苷的分子式与精确质

量数及化学纯度，结果显示：其分子式为 $C_{27}H_{28}D_4O_{14}$；在负离子模式下的质量数 $[M\text{-}H]^-$ 为 583.1996，其理论质量数为 583.1970；其化学纯度为 99%。

第三节　柚皮苷经人体肠道微生物介导产生的代谢产物分析

【实验材料】

（一）志愿者的招募与粪便样本的采集

招募了 30 名健康的成年志愿者（其中，16 名为女性，14 名为男性），年龄介于 20～40 岁之间，体质指数（body mass index，BMI）在 19～25 kg/m^2 之间。入组条件为：非吸烟者、非孕妇、无酗酒史、近 3 个月内未服用过抗生素及其他医疗药物、近 3 个月内无胃肠疾病与其他不适。新鲜粪便样本在志愿者排便后马上收集，并在 2 h 内用于后续实验。本次志愿者招募由中山大学生命科学学院伦理委员会批准并在其监督下完成，样品的采集过程与伦理福利均符合赫尔辛基宣言。所有入组志愿者均提前被详细告知本次实验的研究背景、目的、方法，所有志愿者均自愿签署了知情同意书。

（二）粪菌工作液的准备

将 1 g 新鲜粪便加入到 4 mL 无菌生理盐水中并匀质处理，随后将其在 4 ℃中于 100 r/min 离心 10 min。离心结束后，取上层液体 1 mL 加入到 9 mL 液体厌氧培养基中，涡旋混匀 3 min，随后置于厌氧培养箱中（厌氧条件：2% H_2、20% CO_2、78% N_2）培养 24 h，即得到粪菌工作液。

【实验部分】

（一）[2′，3′，5′，6′-D_4] 柚皮苷与人体肠道微生物的厌氧共孵育

精密称取 [2′，3′，5′，6′-D_4] 柚皮苷 20 mg，置于 1 mL 容量瓶中，加入甲醇使其完全溶解，最后缓慢滴加甲醇至刻度，即得 [2′，3′，5′，6′-D_4] 柚皮苷工作液（浓度为 20 mg/mL）。精密吸取上述 [2′，3′，5′，6′-D_4] 柚皮苷工作液 10 μL

加入到 990 μL 粪菌工作液中，适当涡旋混匀后，在厌氧培养箱中分别培养 4 h、8 h、12 h、24 h。

（二）UFLC-Q-TOF-MS/MS 分析

1. 供试品溶液制备

精密吸取 100 μL 共孵液与 1 mL 乙酸乙酯涡旋混匀 3 min 后，于 4 ℃条件下以 10 000 r/min 离心 10 min。离心结束后，转移上层有机相于新的离心管中，用温和的氮气气流在 37 ℃条件下彻底吹干。最后精密加入 50%甲醇 100 μL 进行复溶，超声涡旋后，于 4 ℃条件下以 15 000 r/min 离心 30 min，精密吸取上清液 5 μL 进行 UFLC-Q-TOF-MS/MS 分析。

2. UFLC-Q-TOF-MS/MS 分析条件

（1）色谱条件：色谱柱为 Kinetex C_{18}（Phenomenex，150 mm × 3.0 mm，2.6 μm）；柱温为 40 ℃；流速为 0.3 mL/min；以 0.1%甲酸 – 水溶液（v/v）为流动相 A，0.1%甲酸 – 甲醇（v/v）为流动相 B，洗脱梯度见表 2 – 2。

表 2 – 2　洗脱梯度条件

时间（min）	流动相 A（%）	流动相 B（%）
0	90	10
25	0	100
27	0	100
28	90	10
33	90	10

（2）质谱条件：使用电喷雾离子源（electron spray Ionization，ESI），采用负离子模式检测，离子扫描范围：50 ～ 1200 m/z，以氮气为喷雾气与辅助载气。离子源参数如下：ion source gas 1 为 55 psi；ion source gas 2 为 55 psi；curtain gas 为 35 psi；temperature 为 550 ℃；ion spray voltage floating 为 4500 V；collision energy 为 35 V；collision energy spread 为 15 V；declustering potential 为 80 V。通过 Analyst® TF 软件（1.6 版本，美国 AB Sciex 公司）采集 Q-TOF-MS/MS 数据，采集模式为信号依赖采集（information-dependent acquisition，IDA）模式，一级离子采集参数：duration time（33 min）；cycle number（2107）；cycle time（0.9398 s）；accumulation time（0.25 s）。二级离子碎片采集参数：duration time（33 min）；cycle number（2107）；cycle time（0.9398 s）；accumulation time（0.08 s）。

（三）代谢产物鉴定

通过 PeakView 软件（2.0 版本，美国 AB Sciex 公司）对质谱数据进行分析。共孵育样本与空白粪菌工作液的总离子流见图 2 - 2，对其进行对比分析，选定只在共孵育样本中检测到的离子峰作为候选代谢产物。基于其一级与二级碎片信息（图 2 - 3），通过对照品比对与离子碎片裂解规律综合分析，确定其分子组成与化学结构，最后鉴定出 13 种［2′, 3′, 5′, 6′-D$_4$］柚皮苷经人体肠道微生物代谢转化生成的产物，其详细信息见表 2 - 3。

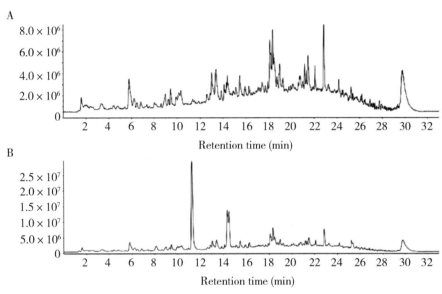

图 2 - 2　空白粪菌工作液与共孵育样本的总离子流
A：空白粪菌工作液；B：共孵育样本。

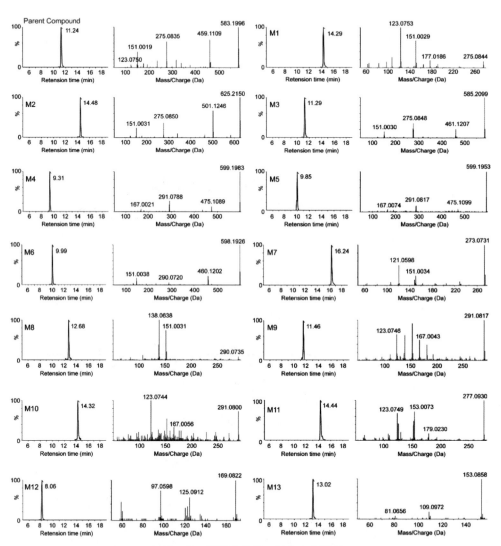

图 2-3 代谢产物的一级与二级碎片

表2-3　[2′,3′,5′,6′-D₄] 柚皮苷经人体肠道微生物介导的代谢产物

Compound Description	Name	Formula	Retention Time (min)	Expected [M-H]⁻	Observed [M-H]⁻	Mass error (10⁻⁶)	Characteristic Fragment ions	Isotope Score
Parent Compound	[2′,3′,5′,6′-D₄] naringin	C₂₇H₂₈D₄O₁₄	11.24	583.1970	583.1962	-1.4	459.1109, 275.0835, 151.0019, 123.0750	98.5
M1	[2′,3′,5′,6′-D₄] naringenin	C₁₅H₈D₄O₅	14.29	275.0863	275.0868	1.8	177.0186, 151.0029, 123.0753	98.9
M2	5-OAc-[2′,3′,5′,6′-D₄] naringin	C₂₉H₃₀D₄O₁₅	14.48	625.2076	625.2055	-3.4	501.1246, 275.0850, 151.0031	98.6
M3	[2′,3′,5′,6′-D₄] apiforol-7-O-rhamnoglucoside	C₂₇H₃₀D₄O₁₄	11.29	585.2127	585.2106	-3.6	461.1207, 275.0848, 151.0030	93.8
M4	6/8-hydroxyl-[2′,3′,5′,6′-D₄] naringin	C₂₇H₂₈D₄O₁₅	9.31	599.1920	599.1897	-3.8	475.1089, 291.0788, 167.0021	94.3
M5	8/6-hydroxyl-[2′,3′,5′,6′-D₄] naringin	C₂₇H₂₈D₄O₁₅	9.85	599.1920	599.1900	-3.3	475.1099, 291.0817, 167.0074	92.1
M6	[2′,5′,6′-D₃] neoeriocitrin	C₂₇H₂₉D₃O₁₅	9.99	598.1857	598.1859	0.3	460.1202, 290.0720, 151.0038	96.8
M7	[2′,3′,5′,6′-D₄] apigenin	C₁₅H₆D₄O₅	16.24	273.0706	273.0707	0.4	151.0034, 121.0598	95.7
M8	[2′,5′,6′-D₃] eriodictyol	C₁₅H₉D₃O₆	12.68	290.0749	290.0750	0.3	151.0031, 138.0638	95.1
M9	6/8-hydroxyl-[2′,3′,5′,6′-D₄] naringenin	C₁₅H₈D₄O₆	11.46	291.0812	291.0813	0.3	167.0043, 123.0746	95.4
M10	8/6-hydroxyl-[2′,3′,5′,6′-D₄] naringenin	C₁₅H₈D₄O₆	14.32	291.0812	291.0810	-0.7	167.0056, 123.0744	95.2
M11	[2′,3′,5′,6′-D₄] apiforol	C₁₅H₁₀D₄O₅	14.44	277.1020	277.1028	2.9	179.0230, 153.0073, 123.0749	92.9
M12	3-(4′-hydroxyphenyl)-[2′,3′,5′,6′-D₄] propanoic acid	C₉H₆D₄O₃	8.06	169.0808	169.0811	1.8	125.0912, 97.0598	98.7
M13	3-phenyl-[2′,3′,5′,6′-D₄] propanoic acid	C₉H₆D₄O₂	13.02	153.0859	153.0854	-3.3	109.0972, 81.0656	96.6

参考黄酮类化合物质谱裂解碎片的命名规则，[11]我们对 [2′, 3′, 5′, 6′-D₄]
柚皮苷及其代谢产物的特征离子碎片进行了命名，具体如下：

Parent Compound：通过与合成对照品的保留时间（11.24 min）及质谱裂解规
律的对比，我们确证 Parent Compound 为 [2′, 3′, 5′, 6′-D₄] 柚皮苷。其准分子
离子峰为 m/z 583.1996，二级特征离子碎片峰包括 m/z 459.1109、m/z 275.0835、
m/z 151.0019、m/z 123.0750。其中，m/z 275.0835 的响应最高，系经由准分子离
子峰脱去一个鼠李糖与一个葡萄糖而成。另外两个重要的离子碎片峰 m/z 459.1109
（$^{1,3}A^-$）与 m/z 123.0750（$^{1,3}B^-$）是 RDA 反应的产物。离子碎片峰 m/z 459.1109
在脱去糖基后，变成 m/z 151.0019（$^{1,3}A^-$）。[2′, 3′, 5′, 6′-D₄] 柚皮苷的质谱离
子碎片裂解规律见图 2 - 4。

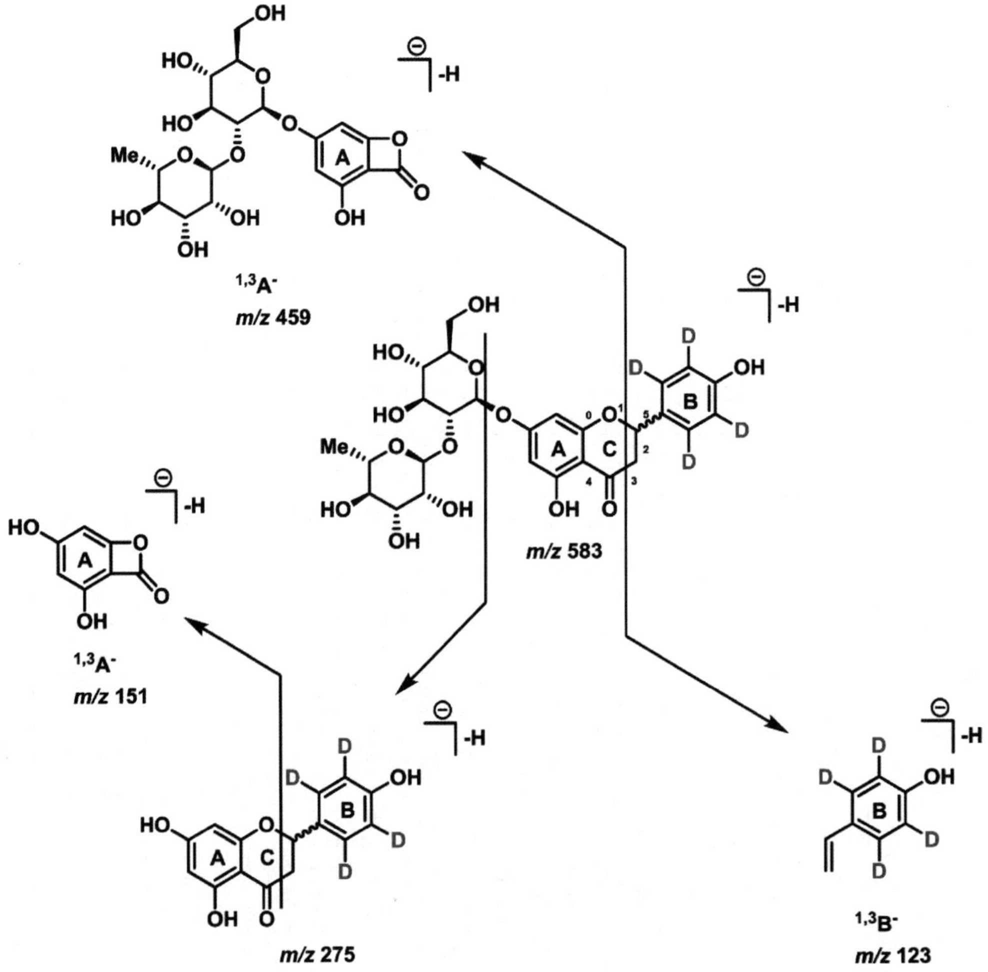

图 2 - 4　[2′, 3′, 5′, 6′-D₄] 柚皮苷的质谱离子碎片裂解规律

M1：代谢产物 M1 的保留时间为 14.29 min，其准分子离子峰为 m/z 275.0844，比 [2′，3′，5′，6′-D$_4$] 柚皮苷小 308 Da，提示其可能是后者脱糖后的苷元。通过与未标记的柚皮素对照品多级特征质谱信息对比，指认 M1 为 [2′，3′，5′，6′-D$_4$] 柚皮素。与 Parent Compound 类似，M1 的离子碎片峰 m/z 151.0029 (^{1,3}A$^-$) 与 m/z 123.0753 (^{1,3}B$^-$) 也是通过 RDA 反应生成的。另外一个离子碎片峰 m/z 177.0186 (^{5}A$^-$) 则是 5 号碳键断裂而成。代谢产物 M1 的质谱离子碎片裂解规律见图 2 - 5。

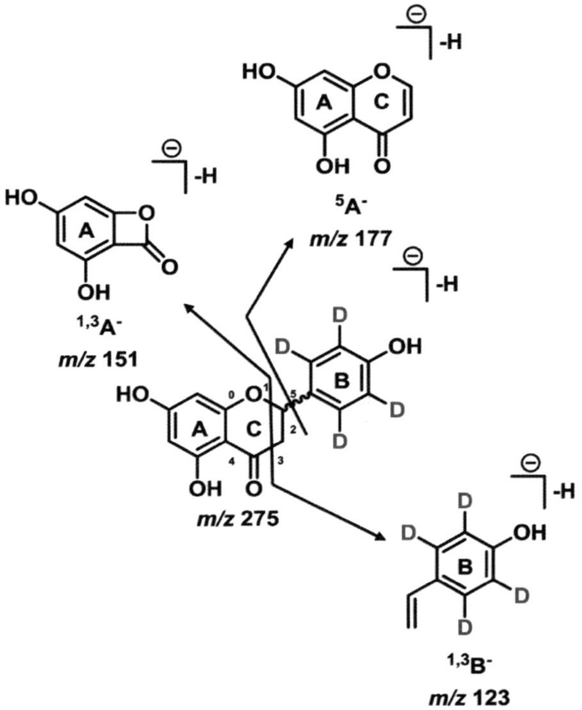

图 2 - 5　代谢产物 M1 的质谱离子碎片裂解规律

M2：代谢产物 M2 的保留时间为 14.48 min，其准分子离子峰为 m/z 625.2150，比 [2′，3′，5′，6′-D$_4$] 柚皮苷大 42 Da，提示其可能为后者的乙酰化产物。[2′，3′，5′，6′-D$_4$] 柚皮苷有两个位点可发生乙酰化反应，分别为 A 环上的 5 - OH 与 B 环上的 4′ - OH。假设乙酰化反应分别发生在 A 环和 B 环上，那么经过 RDA 反应后，其产生的特征离子碎片峰应该分别为 m/z 501 (^{1,3}A$^-$) 与 m/z 459 (^{1,3}A$^-$)。但在 M2 的二级质谱中只观察到 m/z 501.1246 这个分子离子峰，所以推测代谢产物 M2 是 [2′，3′，5′，6′-D$_4$] 柚皮苷的乙酰化产物，且乙酰化位点为 A 环上的 5 - OH。其余两个特征离子碎片峰 m/z 275.0850 与 m/z 151.0031 的裂解规律与 Parent Compound 相似。代谢产物 M2 的质谱离子碎片裂解规律见图 2 - 6。

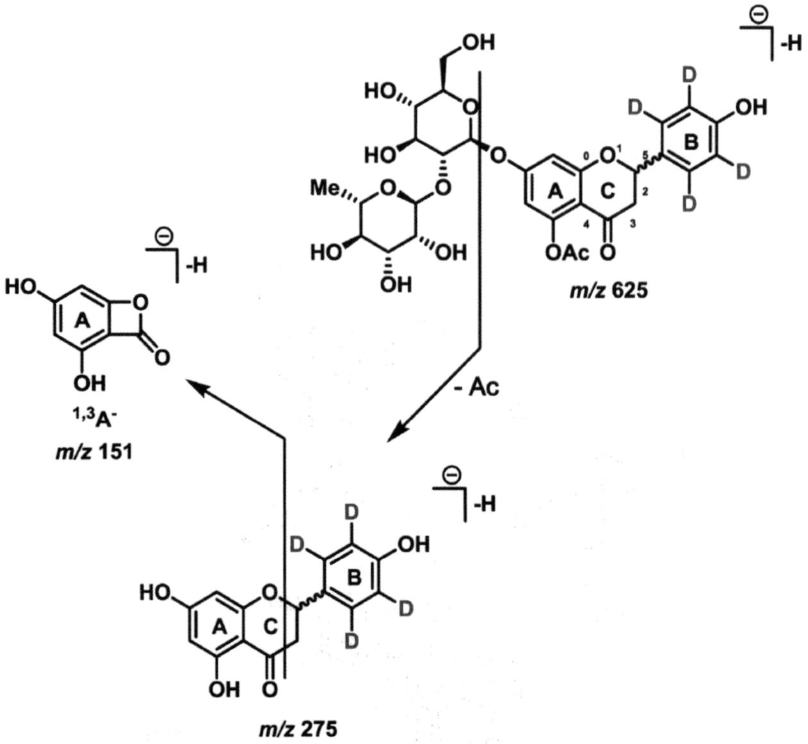

图 2 - 6　代谢产物 M2 的质谱离子碎片裂解规律

　　M3：代谢产物 M3 的保留时间为 11.29 min，化学分子式为 $C_{27}H_{30}D_4O_{14}$，具有与 Parent Compound 相同的特征离子碎片峰 m/z 275.0848、m/z 151.0030，提示其可能是 [2′，3′，5′，6′-D$_4$] 柚皮苷的代谢产物。M3 有一个典型的 RDA 反应特征离子碎片峰 m/z 461.1207，因此推测 M3 是氢化的 [2′，3′，5′，6′-D$_4$] 柚皮苷。代谢产物 M3 的质谱离子碎片裂解规律见图 2 - 7。

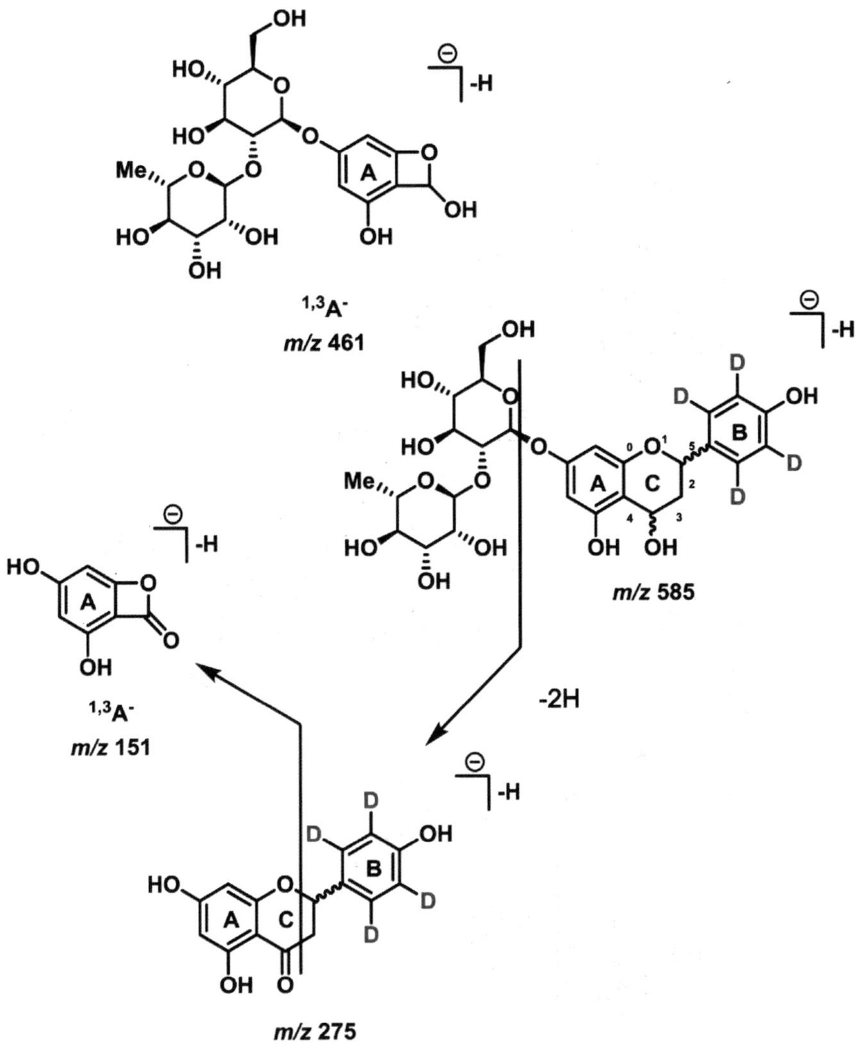

图 2 - 7　代谢产物 M3 的质谱离子碎片裂解规律

M4/M5：代谢产物 M4 与 M5 是同分异构体，保留时间分别为 9.31 min 和 9.85 min，二者具有相同的准分子离子峰（M4 为 m/z 599.1983、M5 为 m/z 599.1953）与二级碎片信息。精确质量数表明它们的化学分子式为 $C_{27}H_{28}D_4O_{15}$，比［2′，3′，5′，6′-D_4］柚皮苷（$C_{27}H_{28}D_4O_{14}$）多一个 O，提示其可能为［2′，3′，5′，6′-D_4］柚皮苷的羟基化产物。与［2′，3′，5′，6′-D_4］柚皮苷的离子碎片峰相比，M4 与 M5 的特征离子碎片峰 m/z 291（M4 为 m/z 291.0788、M5 为 m/z 291.0817，$^{1,3}A^-$）、m/z 475（M4 为 m/z 475.1089、M5 为 m/z 475.1099，$^{1,3}A^-$）以及 m/z 167（M4 为 m/z 167.0021、M5 为 m/z 167.0074，$^{0,4}B^-$）表明其羟基化反应发生在 A 环。A 环上有 6 和 8 这两个羟基化位点，由于代谢产物 M4/M5 具有平行类似的质谱碎片信息，

因此尚不清楚 M4 和 M5 中哪一个为分别对应 6 - OH - ［2′，3′，5′，6′-D₄］柚皮苷或是 8 - OH - ［2′，3′，5′，6′-D₄］柚皮苷。代谢产物 M4/M5 的质谱离子碎片裂解规律见图 2 - 8、图 2 - 9。

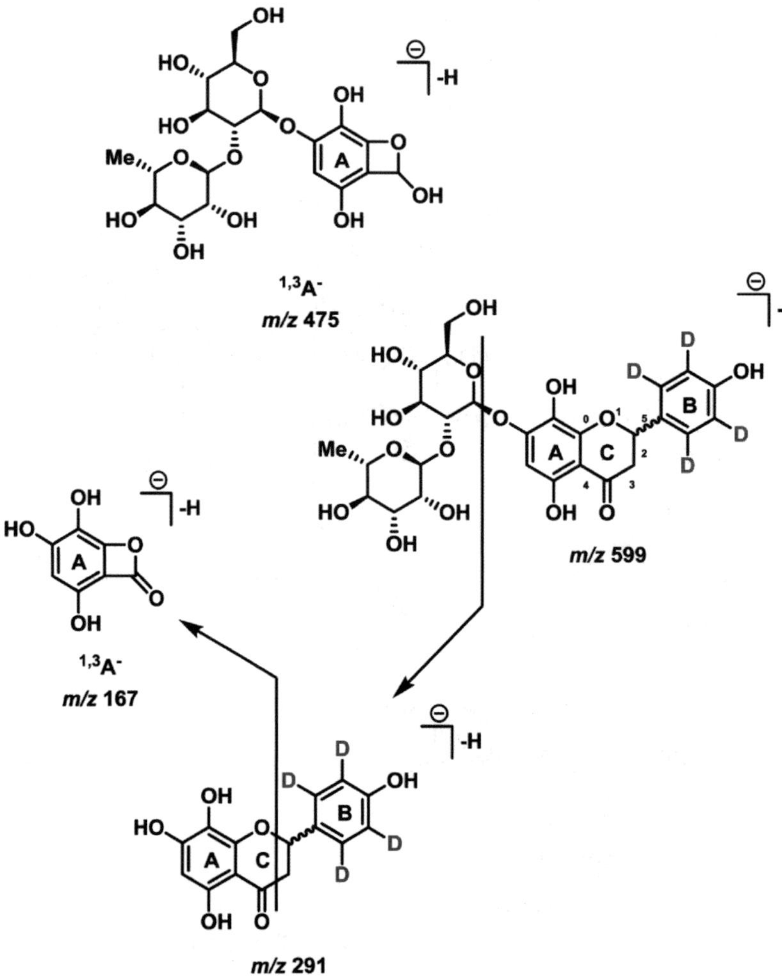

图 2 - 8　代谢产物 M4/M5 的质谱离子碎片裂解规律（1）

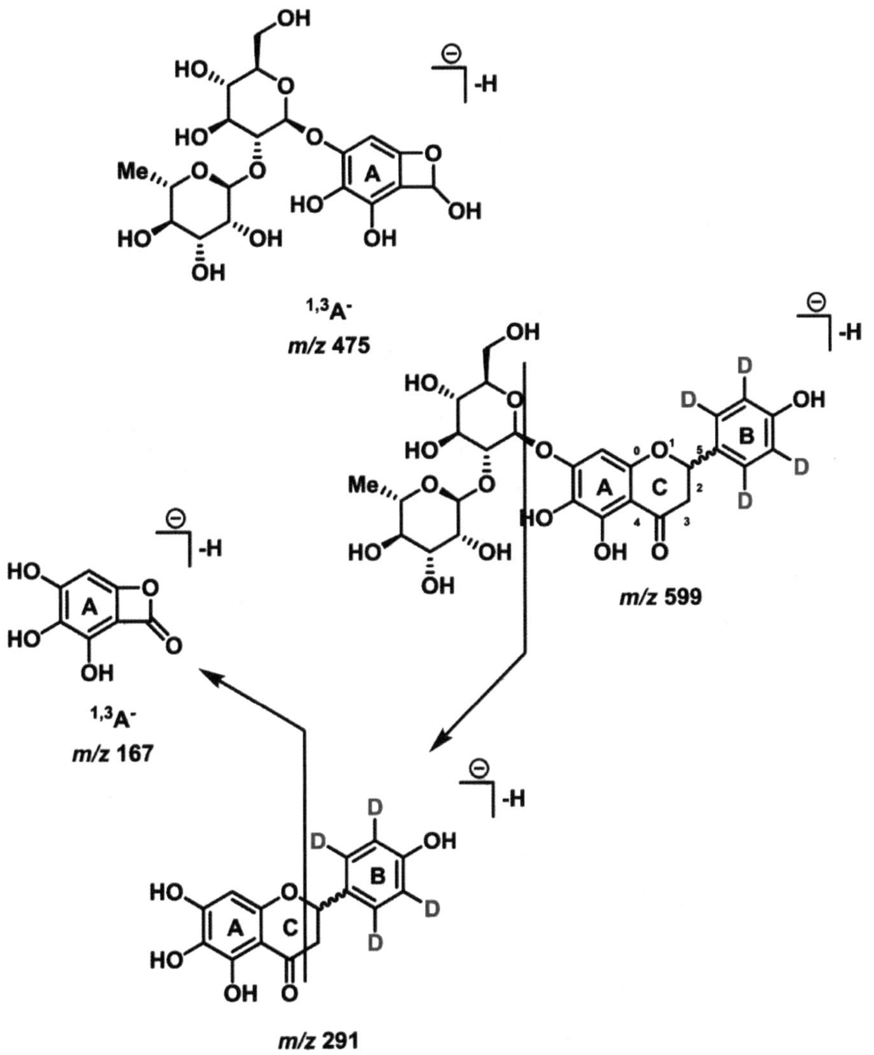

图 2-9　代谢产物 M4/M5 的质谱离子碎片裂解规律（2）

M6：代谢产物 M6 的保留时间为 9.99 min，其化学分子式为 $C_{27}H_{29}D_3O_{15}$，比 Parent Compound 少一个 D 但多一个 OH，提示其也是 [2′，3′，5′，6′-D_4] 柚皮苷的羟基化产物，并且羟基化位点在 B 环而不在 A 环上。其中，特征离子碎片峰 m/z 460.1202（$^{1,3}A^-$）与 m/z 151.0038（$^{1,3}A^-$）都是通过 RDA 反应产生的；另外一个特征离子碎片峰 m/z 290.0720 则因丢失一个鼠李糖与一个葡萄糖而成。代谢产物 M6 的质谱离子碎片裂解规律见图 2-10。

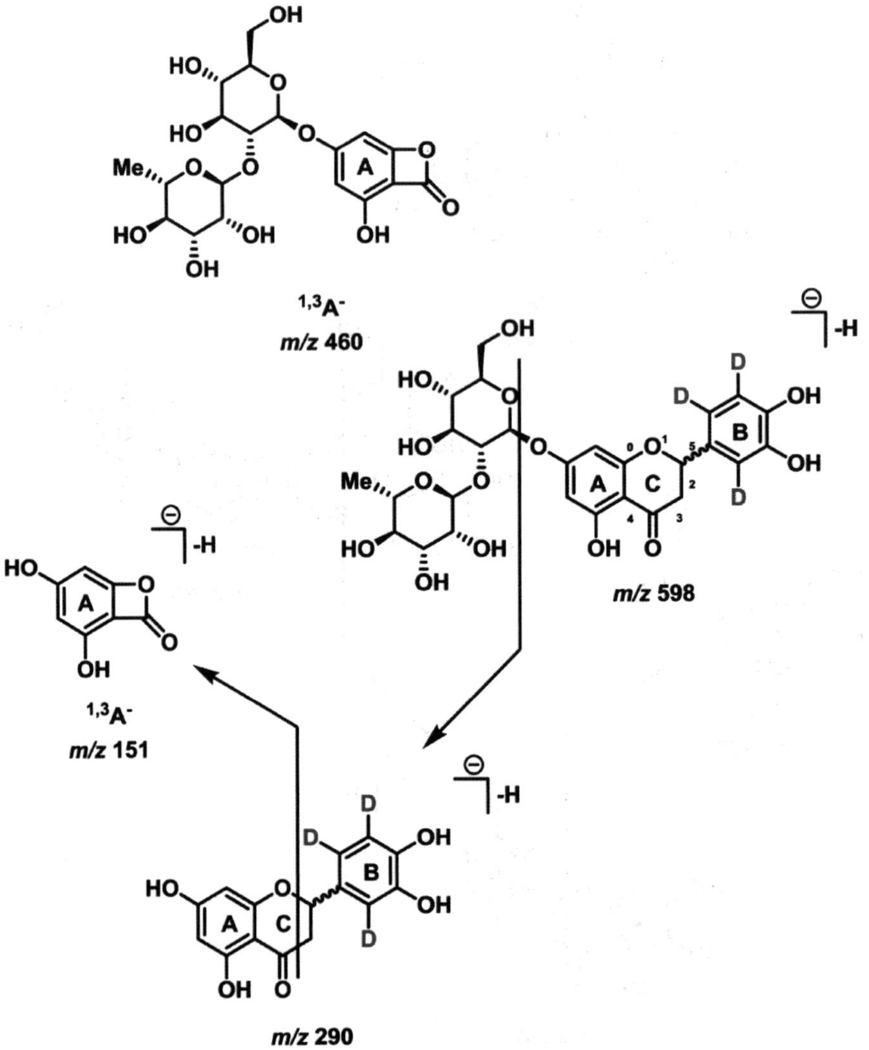

图 2 - 10　代谢产物 M6 的质谱离子碎片裂解规律

　　M7：保留时间为 16.24 min，代谢产物 M7 的准分子离子峰为 m/z 273.0731，比 M1 少 2 Da，推测其可能是 [2′, 3′, 5′, 6′-D_4] 柚皮素的脱氢化产物。与未标记的芹菜素对照品相比较，M7 的特征离子碎片 m/z 151.0034、m/z 121.0598 分别与 $^{1,3}A^-$ 和 $^{1,3}B^-$ 相符合，指认 M7 为 [2′, 3′, 5′, 6′-D_4] 芹菜素。代谢产物 M7 的质谱离子碎片裂解规律见图 2 - 11。

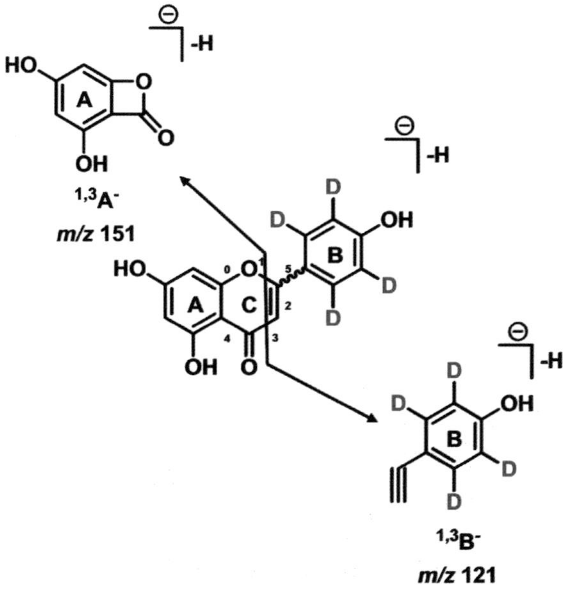

图 2 – 11　代谢产物 M7 的质谱离子碎片裂解规律

M8：代谢产物 M8 的准分子离子峰为 m/z 290.0735，保留时间为 12.68 min，其化学分子式为 $C_{15}H_9D_3O_6$，比 M1 多一个 OH 而少一个 D，提示其可能是 M1 的羟基化产物，且羟基化位点在 B 环上。此外，M8 的特征离子碎片峰 m/z 151.0031（$^{1,3}A^-$）、m/z 138.0638（$^{1,3}B^-$）与未标记的圣草酚对照品质谱信息相吻合，指认 M8 为 [2′，5′，6′-D_3] 圣草酚。代谢产物 M8 的质谱离子碎片裂解规律见图 2 – 12。

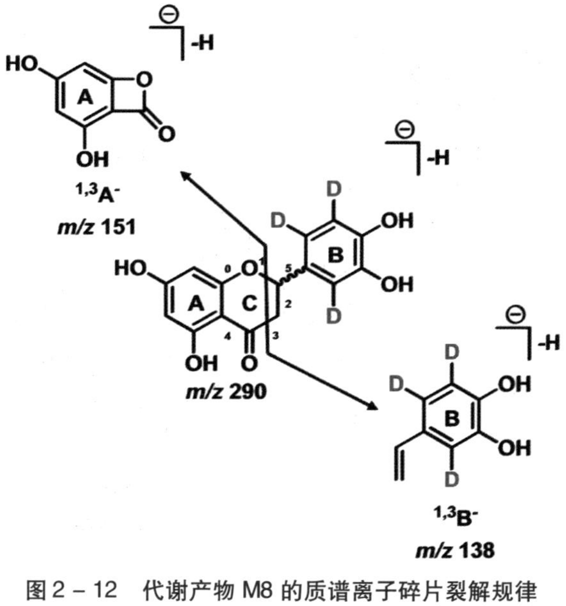

图 2 – 12　代谢产物 M8 的质谱离子碎片裂解规律

M9/M10：代谢产物 M9 与 M10 为同分异构体，保留时间分别为 11.46 min 和 14.32 min，其准分子离子峰为 m/z 291（M9 为 m/z 291.0817、M10 为 m/z 291.0800），比 M1 大 16 Da，提示其可能为 [2′, 3′, 5′, 6′-D_4] 柚皮素的羟基化产物。与 M4/M5 相似，M9/M10 的特征离子碎片峰为 m/z 167（M9 为 m/z 167.0043、M10 为 m/z 167.0056，$^{1,3}A^-$），表明其羟基化位点也在 A 环上。但同样不能确定 M9 和 M10 中哪一个为 6 – OH – [2′, 3′, 5′, 6′-D_4] 柚皮素或是 8 – OH – [2′, 3′, 5′, 6′-D_4] 柚皮素。代谢产物 M9/M10 的质谱离子碎片裂解规律见图 2 – 13、图 2 – 14。

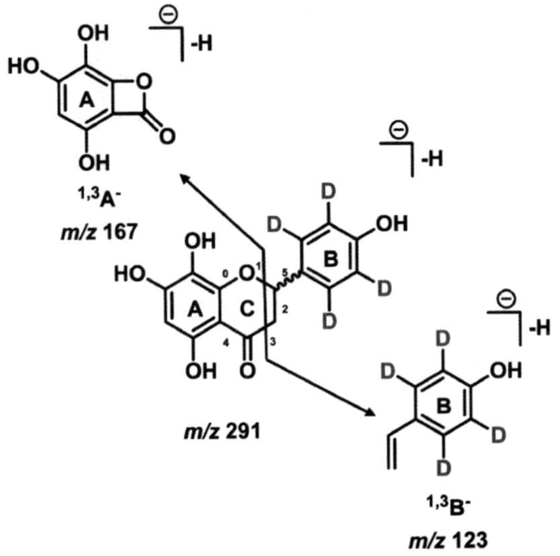

图 2 – 13　代谢产物 M9/M10 的质谱离子碎片裂解规律（1）

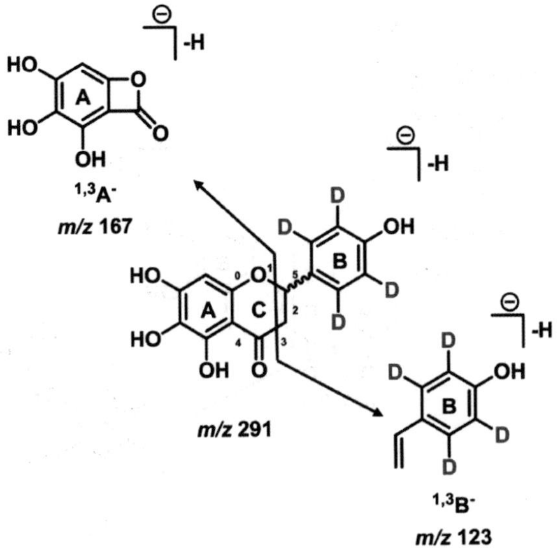

图 2 – 14　代谢产物 M9/M10 的质谱离子碎片裂解规律（2）

M11：代谢产物 M11 的保留时间为 14.44 min，其准分子离子峰为 m/z 277.0930，化学分子式为 $C_{15}H_{10}D_4O_5$，比 M1 多两个 H，提示其可能是 M1 的氢化代谢产物。此外，M11 的离子碎片峰 m/z 179.0230（$^5A^-$）、m/z 153.0073（$^{1,3}A^-$）、m/z 123.0749（$^{1,3}B^-$）分别与 M1 的 m/z 177.0186、m/z 151.0029、m/z 123.0753 相似，二者具有相似的质谱裂解规律。代谢产物 M11 的质谱离子碎片裂解规律见图 2 – 15。

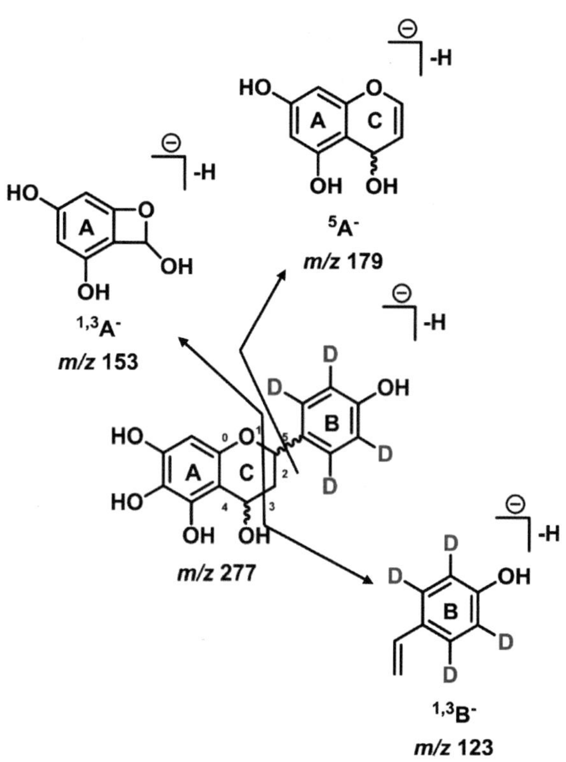

图 2 – 15　代谢产物 M11 的质谱离子碎片裂解规律

M12：代谢产物 M12 的保留时间为 8.06 min，准分子离子峰为 m/z 169.0822。其中一个特征离子碎片峰 m/z 97.0598（$^5B^-$）系 5 号碳键断裂而成，另外一个特征离子碎片峰 m/z 125.0912 提示为 B 环的碎片（$^{1,3}B^-$）。其质谱裂解规律与未标记的对羟基苯丙酸对照品一致，故指认代谢产物 M12 为 [2′，3′，5′，6′-D_4] HPPA，是 [2′，3′，5′，6′-D_4] 柚皮苷经过 1 号与 4 号碳键断裂开环而成的产物。代谢产物 M12 的质谱离子碎片裂解规律见图 2 – 16。

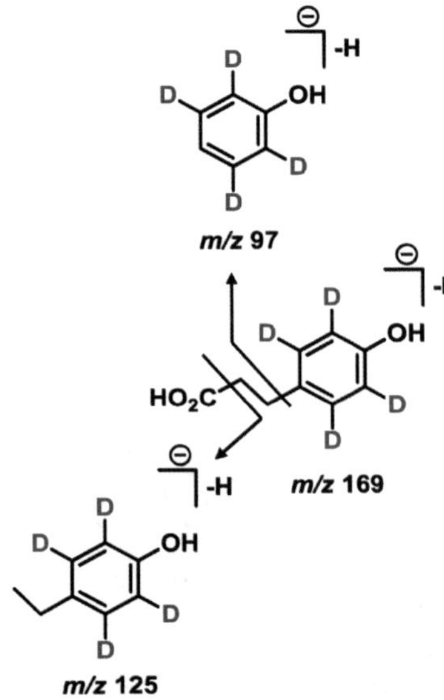

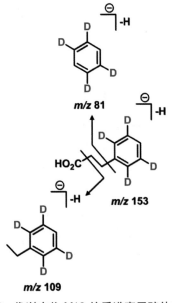

图 2 - 16　代谢产物 M12 的质谱离子碎片裂解规律

M13：代谢产物 M13 的保留时间为 13.02 min，其准分子离子峰为 m/z 153.0858，比 M12 小 16Da，提示其可能是代谢产物 M12 脱去一个 O 的产物。M13 的特征离子碎片峰包括 m/z 109.0972 与 m/z 81.0656，其质谱裂解规律与代谢产物 M12 相同。因此，我们推测代谢产物 M13 为 [2′, 3′, 5′, 6′-D$_4$] 苯丙酸，由 M12 经过脱羟基反应而成。代谢产物 M13 的质谱离子碎片裂解规律见图 2 - 17。

图 2 - 17　代谢产物 M13 的质谱离子碎片裂解规律

使用 PeakView 软件碎片离子预测功能对 [2′, 3′, 5′, 6′-D$_4$] 柚皮苷及其 13 种经微生物介导转化生成的代谢产物进行质谱裂解规律验证，结果表明其误差精度均小于 0.07 Da（表 2 - 4），说明对上述代谢产物的结构推测与指认结果是可信的。总之，上述代谢产物主要经过中性丢失脱糖基、RDA 反应与 5 号碳键断裂反应而成，分别形成苷元、^{1,3}A$^-$（^{1,3}B$^-$）与 ^{5}B$^-$ 离子碎片峰，其质谱裂解行为规律与大部分黄酮类化合物相吻合。

表 2 - 4　代谢产物的离子碎片规律验证

Description	Mass/Charge	Intensity（%）	Assigned	Error（Da）
Parent Compound	123.0750	6.92	√	0.000
	151.0019	38.11	√	0.068
	275.0835	64.19	√	0.003
	459.1109	68.66	√	0.004
	583.1996	100.00	√	0.003
M1	123.0753	24.99	√	0.000
	151.0029	67.57	√	0.001
	177.0186	18.05	√	0.001
	275.0844	15.32	√	0.002
M2	151.0031	23.49	√	0.067
	275.0850	36.24	√	0.001
	501.1246	66.87	√	0.000
	625.2150	100.00	√	0.001
M3	151.0030	15.09	√	0.067
	275.0848	22.39	√	0.002
	461.1207	20.82	√	0.009
	585.2099	100.00	√	0.009
M4	167.0021	6.98	√	0.069
	291.0788	26.39	√	0.002
	475.1089	12.67	√	0.000
	599.1983	100.00	√	0.001
M5	167.0074	5.90	√	0.067
	291.0817	14.80	√	0.001
	475.1099	7.40	√	0.001
	599.1953	100.00	√	0.003

续上表

Description	Mass/Charge	Intensity（%）	Assigned	Error（Da）
M6	151.0038	17.08	√	0.021
	290.0720	6.07	√	0.003
	460.1202	22.03	√	0.005
	598.1926	100.00	√	0.01
M7	121.0598	49.88	√	0.000
	151.0034	23.27	√	0.000
	273.0731	100.00	√	0.001
M8	138.0638	100.00	√	0.000
	151.0031	74.38	√	0.000
	290.0735	8.14	√	0.001
M9	123.0746	64.57	√	0.001
	167.0043	50.98	√	0.001
	291.0817	8.04	√	0.001
M10	123.0744	100.00	√	0.066
	167.0056	33.73	√	0.000
	291.0800	73.68	√	0.001
M11	123.0749	68.33	√	0.000
	153.0073	71.97	√	0.012
	179.0230	17.36	√	0.012
	277.0930	100.00	√	0.011
M12	97.0598	74.11	√	0.000
	125.0912	57.14	√	0.000
	169.0822	100.00	√	0.002
M13	81.0656	7.47	√	0.001
	109.0972	17.68	√	0.001
	153.0858	100.00	√	0.000

第四节　本 章 小 结

一、方法优化

1. 样品制备方法的优化

为了最大限度地保证人体肠道微生物的活性及其分泌酶的功能，收集志愿者新鲜粪便后，在 2 h 内将其处理好，用于后续实验。此外，在准备好粪菌工作液后，马上将其与 [2′, 3′, 5′, 6′-D$_4$] 柚皮苷进行厌氧共孵育，而不将粪菌工作液储存在超低温冰箱中，[12] 以免长时间冻存导致粪菌工作液中微生物的失活。

共孵育实验在 4 个连续的时间点 (4 h、8 h、12 h、24 h) 而不是在单一时间点开展，以便检测更多的代谢产物并监测其动态变化过程。在共孵育预实验中，共考察了 [2′, 3′, 5′, 6′-D$_4$] 柚皮苷在 8 个孵育时间点 (1 h、2 h、4 h、8 h、12 h、24 h、36 h、48 h) 的代谢转化情况，结果表明在 24 h 后，没有再检测到更多的代谢产物，因此选择 24 h 作为共孵育的结束时间节点。此外，还发现与 4 h 相比较，在 1 h、2 h 肠道微生物的活性并不显著，检测到的代谢产物非常少。综上，最终选择 4 h、8 h、12 h、24 h 这 4 个具有代表性的时间点，能够完整表达 [2′, 3′, 5′, 6′-D$_4$] 柚皮苷经肠道微生物介导的代谢情况。

为了尽可能把代谢产物从共孵育体系中提取出来，对提取溶媒、提取方式进行了考察。首先比较了乙腈沉淀法、液液萃取法两种方法的提取效果，结果表明：相较于乙腈沉淀法，液液萃取法的总离子流图存在较少的基质干扰。随后考察了乙酸乙酯、正丁醇、石油醚 3 种萃取溶媒对代谢产物的萃取效果，结果表明：乙酸乙酯的萃取效果最佳，能够检测到 13 种代谢产物；而用正丁醇、石油醚萃取分别只检测到 11 种、6 种代谢产物。

2. UFLC-Q-TOF-MS/MS 的条件优化

首先考察了乙腈与甲醇作为有机流动相的色谱分离效果，结果表明甲醇的分离效果更佳。随后比较了流动相中是否加酸的影响，结果表明在有机相与水相中加入 0.1% (v/v) 甲酸，能够有助于分析物的离子化。对于黄酮类化合物及其代谢产物，它们在负离子模式检测条件下的信号响应要强于正离子模式，因此采用 IDA 负离子模式采集质谱数据。此外，还对质谱离子源气压、离子喷雾电压浮动与碰撞能等离子源参数进行了优化，以获取最优的离子化效果，最终优化的离子源参数分别为 55 psi、4500 V、35 ± 15 V。

3. 超快速高效液相色谱（UFLC）专属性与精密度的考察

为了验证 UFLC 方法的可行性，进行了 UFLC 专属性与精密度考察。

在空白的粪菌工作液与未孵育的［2′，3′，5′，6′-D_4］柚皮苷工作液中，均未检测到代谢产物，说明该方法的专属性良好。

有关 UFLC 方法的精密度：①日内精密度，在同一天连续进样同一［2′，3′，5′，6′-D_4］柚皮苷工作液（20 μg/mL）6 次实验，其峰面积 RSD 为 1.26%；②日间精密度，在连续 3 天内，每天进样同一［2′，3′，5′，6′-D_4］柚皮苷工作液（20 μg/mL）2 次实验，其峰面积 RSD 为 2.04%。上述结果表明该方法的精密度好。

二、柚皮苷经人体肠道微生物介导的生物代谢转化途径

［2′，3′，5′，6′-D_4］柚皮苷经人体肠道微生物介导的代谢途径见图 2 - 18。从中可以看出，在肠道微生物的作用下，［2′，3′，5′，6′-D_4］柚皮苷发生了广泛的 Ⅰ 相代谢反应，包括羟基化、氢化、脱氢、环断裂与去羟基化等反应。

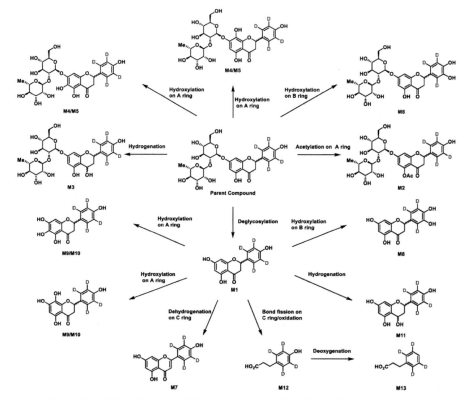

图 2 - 18　［2′，3′，5′，6′-D_4］柚皮苷经人体肠道微生物介导的代谢途径

据文献报道，[13-14]对于多酚类与黄酮类化合物，人体肠道微生物介导其生物代谢转化的主要反应为脱糖基与 C 环裂解。在本章研究中，除了脱糖水解产物（M1）与两个 C 环断裂产物（M12 和 M13）之外，还检测到了广泛的 I 相代谢产物，提示人体肠道微生物代谢柚皮苷的多元性。近年来，许多报道证明人体肠道微生物能够通过 I 相代谢反应对黄酮类化合物及其他天然产物进行生物代谢转化，[15-16]提示人体肠道微生物可以分泌许多种类的 I 相代谢酶，从而介导各种外源性物质的代谢。

通过比较各代谢产物的提取离子峰面积，发现 [2′, 3′, 5′, 6′-D$_4$] 柚皮素与 [2′, 3′, 5′, 6′-D$_4$] HPPA 的响应相对较高，提示它们是 [2′, 3′, 5′, 6′-D$_4$] 柚皮苷的主要代谢产物。人体肠道微生物介导的代谢，不仅能改变柚皮苷的药代动力学行为，还能增强其生物活性，提示柚皮苷在体内发挥药效的作用可能是通过其代谢产物完成的，这也合理解释了虽然柚皮苷的口服生物利用度低，但其在体内仍然能够表现出多种活性。这一结果为柚皮苷的开发与临床应用提供了依据。

三、非药源性基质干扰的排除

应用稳定同位素标记技术研究天然产物的代谢动力学行为，首要解决的问题是标记位点的选择。判断标记位点优劣的主要标准为是否能够将标记在目标化合物上的稳定同位素标记传递到代谢产物中。基于这一考虑，结合前期的动物药代动力学实验结果，[17]对柚皮苷的稳定同位素标记位点进行了设计。目前报道的绝大多数柚皮苷的代谢产物均含有 B 环结构，因此，对柚皮苷 B 环上的 2′, 3′, 5′, 6′ 位点进行稳定同位素氘标记。通过碱性开环、羟醛缩合与 Michael 加成等化学合成反应，成功将稳定同位素氘标记到柚皮苷上。将合成的 [2′, 3′, 5′, 6′-D$_4$] 柚皮苷与人体肠道微生物进行厌氧共孵育后，成功检测并鉴定出 13 种代谢产物，丰富了人体肠道微生物代谢柚皮苷的生物转化途径。

此外，我们发现 8 种代谢产物（M1、M2、M3、M7、M8、M11、M12、M13）具有非药源性基质的干扰，结果见图 2-19。上述 8 种未标记的内源性干扰物质，在空白的人体粪便样本中具有很高的响应。特别是对羟基苯丙酸和苯丙酸，与稳定同位素标记的代谢产物相比，二者内源性干扰的峰面积占比分别高达 60% 与 90%。在如此高的含量水平条件下，如果没有对柚皮苷进行稳定同位素标记，就无法判断它们是来源于柚皮苷还是空白粪便样本自身，从而不能确定其是否是柚皮苷经人体肠道微生物代谢所产生的产物。上述结果表明，我们对柚皮苷的标记策略是有效且可行的，稳定同位素标记技术能够有效排除生物样本中非药源性物质的干扰，这也为其他黄酮类化合物的相关研究提供了示例。

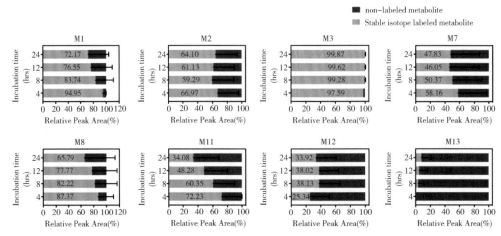

图 2 - 19　稳定同位素标记的代谢产物与内源性干扰物质的相对峰面积

四、人体肠道微生物代谢柚皮苷的个体差异

如图 2 - 20 所示，有些志愿者的肠道微生物能够催化柚皮苷代谢产生多种产物，但是也有些个体会产生很少的代谢反应类型。除此之外，同一代谢产物在不同个体中的峰面积响应差别非常大。研究表明，30 个志愿者的肠道微生物对柚皮苷的代谢情况存在很大的个体差异。推测其原因可能在于不同的个体含有不同的肠道微生物。不同的微生物之间，既具有相同的功能基因，也在其各自的进化过程中发展出独特的代谢功能。目前已知肠道微生态的物种多样性与多种遗传及环境因素密切相关，除了遗传基因的影响之外，人体肠道微生态的物种多样性还与后天的生理状态及环境因素如情绪与饮食习惯等密切相关。[18-19] 不同种属的肠道微生物所分泌的代谢酶不尽相同，它们所催化的代谢反应也不完全一样。因此，黄酮类化合物经人体肠道微生物所介导的代谢类型非常多元化。虽然我们知道柚皮苷可以被人体肠道微生物代谢，但是具体是哪些微生物参与了相关的代谢调控，目前尚不清楚，尚有待在后续的工作中继续探讨这一问题。

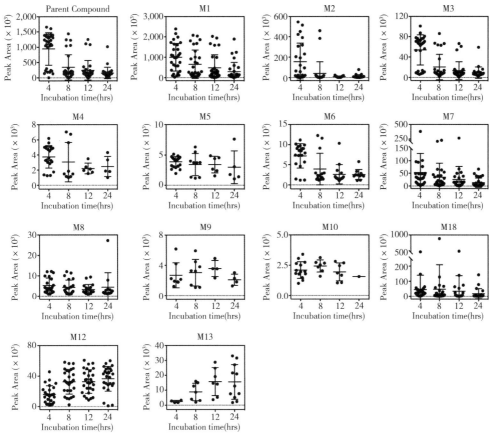

图 2 - 20　不同志愿者的肠道微生物对柚皮苷的代谢差异

综上所述，在本章的研究中，我们通过一种创新的稳定同位素标记策略联合 UFLC-Q-TOF-MS/MS 技术对柚皮苷经人体肠道微生物介导的代谢过程展开了系统研究。通过碱性开环、羟醛缩合与 Michael 加成等化学合成方法，成功将稳定同位素标记氘引入到柚皮苷 B 环的 2′，3′，5′，6′位点上。将 [2′，3′，5′，6′-D₄] 柚皮苷与新鲜的人体粪菌液进行厌氧共孵育，有效地排除了生物样本中复杂的非药源性基质干扰，成功鉴定出 13 种柚皮苷经人体肠道微生物介导产生的代谢产物并阐明了其代谢途径。研究结果表明，柚皮苷在人体肠道微生物的作用下，其主要代谢产物为柚皮素与 HPPA。

除了水解与开环反应，柚皮苷还能够被人体肠道微生物代谢生成许多 I 相代谢产物，提示人体肠道微生物对柚皮苷的代谢具有多元性。此外，研究结果还发现人体肠道微生物对柚皮苷的代谢存在着非常大的个体差异。上述研究结果为阐明柚皮苷的作用机制与药效物质基础提供了科学依据。除此之外，研究还证明稳定同位素标记技术能够有效地排除或降低人体生物样本中复杂的非药源性基质干扰，表明其在药物代谢动力学研究领域具有广泛的应用前景。

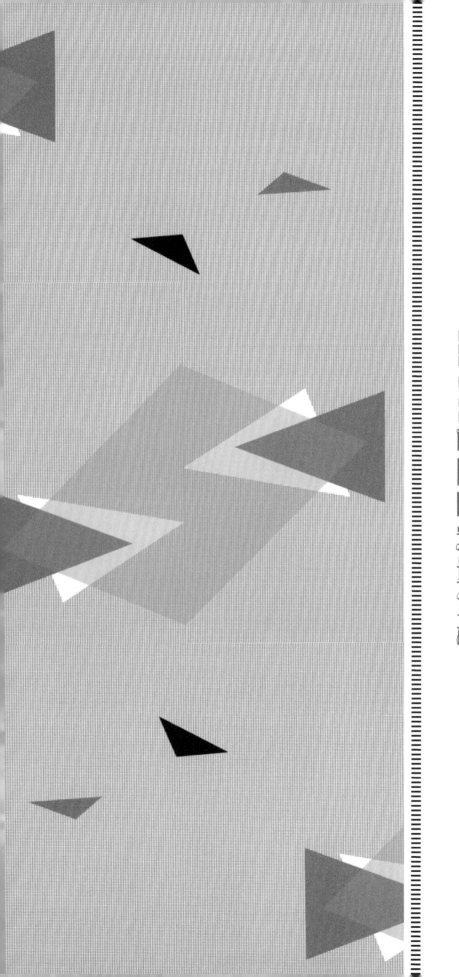

第三章　柚皮苷及其主要代谢产物柚皮素、HPPA的同时定量分析

第一节　研究概述

在第二章的研究中，合成了［2′，3′，5′，6′-D$_4$］柚皮苷并通过 UFLC-Q-TOF-MS/MS 技术系统鉴定了其经人体肠道微生物介导产生的代谢产物。结果发现，在 13 种代谢产物当中，柚皮素与 HPPA 的峰面积相对较高，提示其可能是柚皮苷被人体肠道微生物代谢后所产生的主要物质。本团队前期研究表明：柚皮素是柚皮苷发挥镇咳、祛痰作用的药效物质基础；HPPA 具有显著的抗氧化生物活性，可能是柚皮苷发挥抗肺部炎症药效的物质基础。上述研究提示柚皮苷经口服后，可能作为一个前体化合物，在被人体肠道微生物代谢转化成柚皮素或 HPPA 后发挥药效。因此，准确地对柚皮苷及其经人体肠道微生物代谢产生的主要产物柚皮素、HPPA 进行定量分析是很有必要的。

众所周知，多反应监测（multiple reaction monitoring，MRM）检测模式能够锁定化合物的特征离子对（母离子与子离子）从而对其进行准确分析，是目前公认的化合物定量金标准。[20]高分高度快速液相色谱（RRLC）与三重四级杆质谱串联后，具有分辨率高、速度快、灵敏度好等优点，是同时分析多个化合物的首选技术方法。[21]在本章研究中，通过化学合成的方式将稳定同位素氘标记到柚皮苷的主要代谢产物柚皮素与 HPPA 上，并建立一种快速、准确、灵敏的 RRLC-MS/MS 方法对柚皮苷、柚皮素、HPPA 进行同时定量分析，为阐明柚皮苷的药效物质基础提供科学依据。

第二节　人粪菌液中 D$_4$-NG、D$_4$-NE、D$_4$-HPPA 的含量测定

【实验材料】

（一）仪器

实验所用仪器见表 3 - 1。

表 3 - 1　实验所用仪器

仪器名称	型号	品牌
核磁共振光谱仪	AV-500	美国 Bruker 公司
傅里叶转换红外光谱仪	Nicolet 6700	美国 Thermo Fisher 公司
熔点测定仪	MP 50	瑞士 Mettler Toledo 公司
高效液相色谱仪	1200	美国 Agilent 公司
三重四级杆质谱仪	6410	美国 Agilent 公司
台式高速离心机	Centrifuge 5415R	德国 Eppendorf 公司
可调速涡旋仪	Vortex-Genie 2	美国 Scientific Industries 公司
数码操控型超声波仪	KQ-250DE	昆山市超声仪器有限公司
半微量电子天平	MS205DU	瑞士 Mettler Toledo 公司
组织匀浆仪	T10 basic	德国 IKA 公司
去离子超纯水仪	Simplicity	美国 Millipore 公司

（二）试药

碳酸钾（分析纯，广州化学试剂厂）、硫酸钠（分析纯，广州化学试剂厂）、氢氧化钠（分析纯，广州化学试剂厂）、甲醇（分析纯，广州化学试剂厂）、硫酸（分析纯，广州化学试剂厂）、丙烯酸（美国 Sigma-Aldrich 公司）、双（三苯基膦）氯化钯（美国 Sigma-Aldrich 公司）、甲酸（质谱纯，美国 Sigma-Aldrich 公司）、[2′，3′，5′，6′-D_4] 溴苯酚（上海 Artis-chem 公司）、甲醇（质谱纯，美国 Fisher Scientific 公司）、乙酸乙酯（色谱纯，美国 Honeywell B&J 公司）、液体厌氧培养基（日本 Nissui Pharmaceutical 公司）、[2，3，4，5，6-D_5] 苯甲酸（D_5-BA，加拿大 Toronto Research Chemicals 公司）。

【实验部分】

（一）[2′，3′，5′，6′-D_4] 柚皮素的合成

1. 操作步骤

将 0.5 g（0.85 mmol）[2′，3′，5′，6′-D_4] 柚皮苷（D_4-NG）溶于 50 mL（2%）硫酸溶液中，随后在 80 ℃中加热 40 min，然后缓慢滴加 30% 氢氧化钠溶液调节 pH 至中性。待 pH 调节至中性后，用乙酸乙酯萃取 3 次，取有机层，用硫酸钠进行减压干燥。干燥后的固体用闪光柱层析法提纯，即得黄色固体，为 [2′，3′，5′，6′-D_4] 柚皮素（D_4-NE，75 mg，产率为 32%）。[2′，3′，5′，6′-D_4] 柚皮素

的合成路线见图 3 - 1。

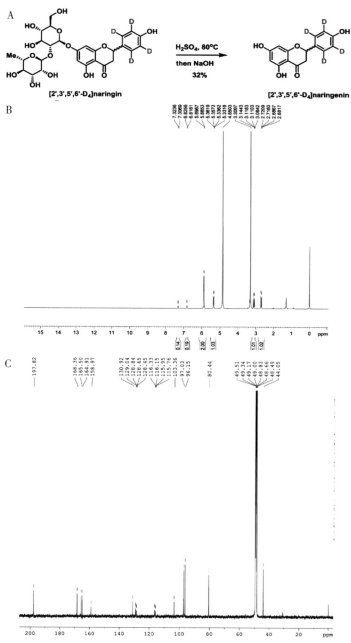

图 3 - 1 ［2′，3′，5′，6′-D₄］柚皮素的合成路线与核磁共振图谱

A：合成路线；B：¹H NMR；C：¹³C NMR。

2. 熔点与红外光谱

对合成的 [2′, 3′, 5′, 6′-D$_4$] 柚皮素进行熔点与红外光谱测定：其熔点为 252 ℃；其 IR ν_{max}（单位：cm^{-1}）为：3281, 3124, 1633, 1606, 1498, 1461, 1438, 1347, 1310, 1224, 1180, 1157, 1081, 1063, 963, 827, 728。

3. 核磁共振图谱

以甲醇为内标（3.31 × 10^{-6}，^{1}H；49.00 × 10^{-6}，^{13}C），测定 [2′, 3′, 5′, 6′-D$_4$] 柚皮素的 ^{1}H 与 ^{13}C 核磁共振图谱，信号表示缩写如下：s, singlet；d, doublet；t, triplet；q, quartet；m, multiplet。其中，[2′, 3′, 5′, 6′-D$_4$] 柚皮素的 ^{1}H NMR（500 MHz, MeOD）如下：δ：7.31（d, J = 8.4 Hz, OH），6.82（d, J = 4.8 Hz, OH），5.89（d, J = 5.8 Hz, 2H），5.35（dd, J = 13.0, 2.4 Hz, 1H），3.11（dd, J = 17.0, 13.0 Hz, 1H），2.70（dd, J = 17.0, 2.4 Hz, 1H）。^{13}C NMR（125 MHz, MeOD）如下：δ：197.8, 168.3, 165.5, 164.9, 158.9, 130.9, 128.7（2C, 129.0, 128.8, 128.6, 128.5），116.0（2C, 116.3, 116.1, 115.9, 115.7），103.4, 97.0, 96.1, 80.4, 44.0。[2′, 3′, 5′, 6′-D$_4$] 柚皮素的核磁共振图谱见图 3 − 1，其稳定同位素 D$_4$ 标记丰度为 92.48%。

4. 高分辨质谱

使用高分辨质谱仪测定合成的 [2′, 3′, 5′, 6′-D$_4$] 柚皮素的分子式、精确质量数与化学纯度，结果显示：其分子式为 C$_{15}$H$_8$D$_4$O$_5$；在负离子模式下的质量数 [M-H]$^-$ 为 275.0846，其理论质量数为 275.0858；其化学纯度为 99%。

（二）[2′, 3′, 5′, 6′-D$_4$] HPPA 的合成

1. 操作步骤

在氮气环境下，将丙烯酸（0.3 g, 4.2 mmol）、双（三苯基膦）氯化钯水溶液（15.2% Pd, 30 mg/20 mL）、碳酸钾（0.6 g, 4.3 mmol）加入到饱和的 [2′, 3′, 5′, 6′-D$_4$] 溴苯酚中，随后将上述反应体系加热到 80 ℃并保持 3 h。然后用乙酸乙酯萃取 3 次，取有机层，用硫酸钠减压干燥。将干燥后的固体溶于 20 mL 甲醇中，并加入 Pd/C（30 mg, 30 wt%）反应过夜。最后，干燥后的固体用闪光柱层析法提纯，得白色粉末状固体，即为 [2′, 3′, 5′, 6′-D$_4$] HPPA（D$_4$-HPPA, 290 mg, 产率为 61%）。[2′, 3′, 5′, 6′-D$_4$] HPPA 的合成路线见图 3 − 2。

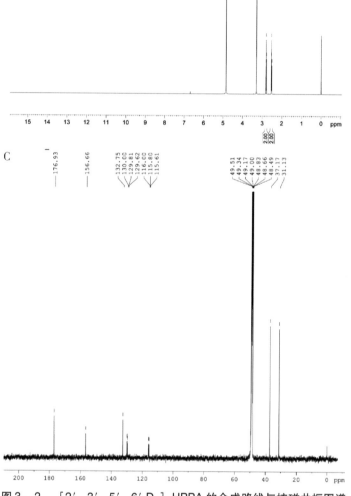

图 3 - 2　［2′，3′，5′，6′-D₄］HPPA 的合成路线与核磁共振图谱

A：合成路线；B：¹H NMR；C：¹³C NMR。

2. 熔点与红外光谱

测定合成的 $[2', 3', 5', 6'\text{-}D_4]$ HPPA 的熔点与红外光谱：其熔点为 130 ℃；其 IR ν_{max}（单位：cm^{-1}）为：3397，3025，2956，2935，2871，2630，1704，1576，1432，1405，1352，1306，1211，1120，915。

3. 核磁共振图谱

以甲醇为内标（3.31×10^{-6}，^1H；49.00×10^{-6}，^{13}C），测定 $[2', 3', 5', 6'\text{-}D_4]$ HPPA 的 ^1H 与 ^{13}C 核磁共振图谱，信号表示缩写如下：s，singlet；d，doublet；t，triplet；q，quartet；m，multiplet。其中 $[2', 3', 5', 6'\text{-}D_4]$ 柚皮苷的 ^1H NMR（500 MHz，MeOD）如下：δ：2.81（t，$J = 7.8$ Hz，2H），2.53（t，$J = 7.8$ Hz，2H）^{13}C NMR（125 MHz，MeOD）如下：δ：176.9，156.6，132.7，129.8（2C），115.8（2C），37.1，31.1。$[2', 3', 5', 6'\text{-}D_4]$ HPPA 的核磁共振图谱见图 3 - 2，其稳定同位素 D_4 标记丰度为 98%。

4. 高分辨质谱

使用高分辨质谱仪测定合成的 $[2', 3', 5', 6'\text{-}D_4]$ HPPA 的分子式、精确质量数与化学纯度，结果表明：其分子式为 $C_9H_6D_4O_3$；在负离子模式下的质量数 $[M\text{-}H]^-$ 为 169.0813，其理论质量数为 169.0808；其化学纯度为 99%。

（三）人粪菌液中 D_4-NG、D_4-NE、D_4-HPPA 的含量测定

1. RRLC-MS/MS 分析条件

（1）色谱条件：以 Poroshell 120 EC-C_{18}（Agilent，3.0 mm × 50 mm，2.7 μm）为色谱柱。流动相系统由 A（0.1% 甲酸 - 水溶液，v/v）与流动相 B（0.1% 甲酸 - 甲醇，v/v）组成，洗脱梯度见表 3 - 2，流速为 0.3 mL/min，柱温为 40 ℃。

表 3 - 2　流动相洗脱梯度条件

时间（min）	流动相 A（%）	流动相 B（%）
0	40	60
3	0	100
3.1	40	60
10	40	60

（2）质谱参数：使用电喷雾离子源（ESI），采用负离子 MRM 检测模式。目标化合物的离子对信息见图 3 - 3、表 3 - 3。以氮气为喷雾气与辅助载气。离子源参数如下：capillary 为 4000 V，gas flow 为 10 L/min，nebulizer 为 25 psi，gas temp 为 350 ℃。

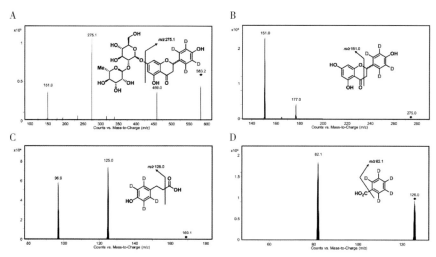

图3-3　目标化合物的子离子质谱图与裂解方式

A：D₄-NG；B：D₄-NE；C：D₄-HPPA；D：D₅-BA。

表3-3　D₄-NG、D₄-NE、D₄-HPPA、D₅-BA的MRM参数

Compound	Retention Time（min）	MRM Transition	Dwell Time（ms）	Fragmentor Voltage（V）	Collision Energy（V）
D₄-NG	1.6	583.2→275.1	250	215	34
D₄-NE	2.3	275.0→151.0	250	125	12
D₄-HPPA	1.7	169.1→125.0	250	70	7
D₅-BA	2.2	126.0→82.1	250	75	8

2. 溶液的制备

（1）D₄-NG 对照品校正标样及质控储备液：精密称定 D₄-NG 对照品适量，置于 10 mL 容量瓶中，用甲醇-水溶液（60∶40，v/v）溶解并定容至刻度，得 D₄-NG 浓度为 1 mg/mL 的储备液，保存于 4 ℃冰箱。另平行制备 2 份，一份作为校正标样储备液，一份作为质控储备液。

（2）D₄-NE 对照品校正标样及质控储备液：精密称定 D₄-NE 对照品适量，置于 10 mL 容量瓶中，用甲醇-水溶液（60∶40，v/v）溶解并定容至刻度，得 D₄-NE 浓度为 1 mg/mL 的储备液，保存于 4 ℃冰箱。另平行制备 2 份，一份作为校正标样储备液，一份作为质控储备液。

（3）D₄-HPPA 对照品校正标样及质控储备液：精密称定 D₄-HPPA 对照品适量，置于 10 mL 容量瓶中，用甲醇-水溶液（60∶40，v/v）溶解并定容至刻度，得 D₄-HPPA 浓度为 1 mg/mL 的储备液，保存于 4 ℃冰箱。另平行制备 2 份，一份作为校正标样储备液，一份作为质控储备液。

（4）内标储备液及工作液：精密称定 D_5-BA 对照品适量，置于 10 mL 容量瓶中，用甲醇－水溶液（60∶40，v/v）溶解并定容至刻度，得 D_5-BA 浓度为 1 mg/mL 的内标储备液，保存于 4 ℃ 冰箱。精密吸取内标储备液适量，用甲醇－水溶液（60∶40，v/v）稀释至 10 μg/mL，作为内标工作液。

（5）校正标样的制备：分别精密吸取 D_4-NG、D_4-NE、D_4-HPPA 校正标样储备液适量，用甲醇－水溶液（60∶40，v/v）稀释成系列线性校正标样工作液。其中，D_4-NG 的线性校正标样工作液浓度为：100 ng/mL、200 ng/mL、500 ng/mL、1000 ng/mL、1500 ng/mL、2000 ng/mL、5000 ng/mL、10000 ng/mL、15000 ng/mL、20000 ng/mL；D_4-NE 的线性校正标样工作液浓度为：50 ng/mL、100 ng/mL、250 ng/mL、500 ng/mL、750 ng/mL、1000 ng/mL、2500 ng/mL、5000 ng/mL、7500 ng/mL、10000 ng/mL；D_4-HPPA 的线性校正标样工作液浓度为：25 ng/mL、50 ng/mL、125 ng/mL、250 ng/mL、375 ng/mL、500 ng/mL、1250 ng/mL、2500 ng/mL、3750 ng/mL、5000 ng/mL。取 10 μL 上述校正标样工作液于离心管中，然后用温和的氮气气流于 37 ℃ 温度下吹干。吹干后，加入 100 μL 空白粪菌液，涡旋 3 min，得 D_4-NG 浓度为 10 ng/mL、20 ng/mL、50 ng/mL、100 ng/mL、150 ng/mL、200 ng/mL、500 ng/mL、1000 ng/mL、1500 ng/mL、2000 ng/mL，D_4-NE 浓度为 5 ng/mL、10 ng/mL、25 ng/mL、50 ng/mL、75 ng/mL、100 ng/mL、250 ng/mL、500 ng/mL、750 ng/mL、1000 ng/mL，D_4-HPPA 浓度为 2.5 ng/mL、5 ng/mL、12.5 ng/mL、25 ng/mL、37.5 ng/mL、50 ng/mL、125 ng/mL、250 ng/mL、375 ng/mL、500 ng/mL 的线性校正标样。

（6）质控（quality control，QC）样品的制备：分别精密吸取 D_4-NG、D_4-NE、D_4-HPPA 质控储备液适量，用甲醇－水溶液（60∶40，v/v）稀释成对应浓度的定量下限（lower of quantification，LLOQ）、低、中、高浓度质控工作液。其中，D_4-NG 的 LLOQ、低、中、高质控工作液浓度分别为 100 ng/mL、200 ng/mL、2000 ng/mL、15000 ng/mL；D_4-NE 的 LLOQ、低、中、高浓度质控工作液分别为 50 ng/mL、100 ng/mL、1000 ng/mL、7500 ng/mL；D_4-HPPA 的 LLOQ、低、中、高浓度质控工作液分别为 25 ng/mL、75 ng/mL、500 ng/mL、3750 ng/mL。取 10 μL 上述低、中、高浓度质控工作液于离心管中，然后用温和的氮气气流于 37 ℃ 吹干。吹干后，加入 100 μL 空白粪菌液，涡旋 3 min，得 D_4-NG 浓度为 10 ng/mL、20 ng/mL、200 ng/mL、1500 ng/mL，D_4-NE 浓度为 5 ng/mL、10 ng/mL、100 ng/mL、750 ng/mL，D_4-HPPA 浓度为 2.5 ng/mL、7.5 ng/mL、50 ng/mL、375 ng/mL 的 LLOQ、低、中、高浓度质控样品。

3. 样品的处理

分别精密吸取线性校正标样与 LLOQ、低、中、高浓度质控样品 100 μL 于离心管中，加入 10 μL 内标工作液后加入 1 mL 乙酸乙酯，涡旋 3 min 后，13000 r/min（4 ℃）离心 15 min。转移 900 μL 上层有机相于新的离心管中，用温和的氮气气流（37 ℃）吹干。吹干后，加入 100 μL 甲醇－水溶液（60∶40，v/v）复溶，涡旋 3 min 后，

15000 r/min（4 ℃）离心 10 min，取 5 μL 上清液用于 RRLC-MS/MS 分析。

4. 方法学验证

（1）选择性。采集 6 个不同个体来源的粪菌液，将其离子峰与加有目标分析化合物 D_4-NG、D_4-NE、D_4-HPPA 及内标化合物 D_5-BA 的定量下限（LLOQ）质控样品的离子峰进行对比分析。干扰组分的离子峰响应低于 LLOQ 样品中目标化合物离子峰响应的 20% 及内标离子峰响应的 5%。

空白粪菌液与 LLOQ 质控样品的典型 MRM 离子峰见图 3 - 4，结果表明，在该液相色谱 - 质谱联用分析的条件下，目标化合物 D_4-NG、D_4-NE、D_4-HPPA 与内标化合物 D_5-BA 具有良好的离子峰形。D_4-NG、D_4-NE、D_4-HPPA、D_5-BA 的保留时间分别为 1. 6 min、2. 3 min、1. 7 min、2. 2 min。与空白粪菌液相比，在所有目标化合物的保留时间处，未发现有明显的干扰组分 MRM 离子峰出现，说明该分析方法具有良好的选择性，能够特异性地将目标化合物 D_4-NG、D_4-NE、D_4-HPPA 及内标化合物 D_5-BA 与基质中其他干扰组分区分。

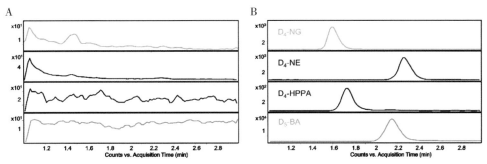

图 3 - 4　空白粪菌液与 LLOQ 质控样品中 D_4-NG、D_4-NE、D_4-HPPA
及 D_5-BA 的典型 MRM 离子峰

（2）标准曲线与定量下限。取前述"（5）校正标样的制备"项下制得的线性校正标样，按前述"3. 样品的处理"项下方法处理后，进样测定分析。以待测分析化合物的浓度为横坐标 x，待测分析化合物与内标化合物的峰面积之比为纵坐标 y，通过最小二次加权，进行线性回归分析，得到目标化合物 D_4-NG、D_4-NE、D_4-HPPA 的线性回归方程分别为 $y = 171.5x - 0.3425$，$t = 123.5x + 0.0894$，$y = 7.068x + 0.1284$，r^2 分别为 0. 9997，0. 9994，0. 9959。

校正标样的准确度与理论值的比较结果见表 3 - 4，结果表明校正标样中目标化合物 D_4-NG、D_4-NE、D_4-HPPA 的准确度范围分别为 87. 3%～111. 2%、96. 8%～104. 2%、85. 7%～110. 3%，均在标示值的 15% 以内，符合生物样品定量分析方法验证的要求。粪菌液中的 D_4-NG、D_4-NE、D_4-HPPA 分别在 10～2000 ng/mL、5～1000 ng/mL、2. 5～500 ng/mL 浓度范围内呈良好的线性关系。

表 3-4　校正标样中 D_4-NG、D_4-NE、D_4-HPPA 的准确度

Level	D_4-NG			D_4-NE			D_4-HPPA		
	理论值 (ng/mL)	实测值 (ng/mL)	准确度 (%)	理论值 (ng/mL)	实测值 (ng/mL)	准确度 (%)	理论值 (ng/mL)	实测值 (ng/mL)	准确度 (%)
1	10	10.67	106.7	5	5.02	100.4	2.5	2.24	89.6
2	20	19.00	95.0	10	10.05	100.5	5	5.51	110.3
3	50	43.65	87.3	25	24.20	96.8	12.5	13.40	107.2
4	100	88.48	88.5	50	49.33	98.7	25	25.47	101.9
5	150	134.50	89.7	75	73.42	97.9	37.5	36.90	98.4
6	200	193.60	96.8	100	104.20	104.2	50	49.79	99.6
7	500	518.90	103.8	250	260.10	104.0	125	125.00	100.0
8	1000	1100	110.0	500	507.30	101.5	250	238.00	95.2
9	1500	1668	111.2	750	743.90	99.2	375	325.50	86.8
10	2000	2221	111.0	1000	968.50	96.8	500	428.70	85.7

目标化合物 D_4-NG、D_4-NE、D_4-HPPA 的 LLOQ 分别为 10 ng/mL、5 ng/mL、2.5 ng/mL，其信噪比（signal to noise ratio，S/N）分别为 32.74、41.29、28.63，表明该方法的定量下限符合分析要求，能够可靠地分析样品中目标化合物 D_4-NG、D_4-NE、D_4-HPPA 的最低浓度。

（3）准确度与精密度。取前述"（6）质控（quality control，QC）样品的制备"项下制得的 LLOQ、低、中、高浓度的质控样品，按前述"3. 样品的处理"项下方法处理后，进样测定分析。共分析 3 批 QC 样品，每批平行制备 6 个样品，评价批内与批间的准确度与精密度。评价要求为：对于低、中、高浓度的质控样品，其准确度应在85%～115%之内，而 RSD 则不超过15%；对于 LLOQ 样品，其准确度应在80%～120%之内，而 RSD 则不超过20%。3 批 QC 样品的测定结果见表 3－5 至表 3－7。对于 LLOQ、低、中、高浓度的 QC 样品，3 个目标分析化合物 D_4-NG、D_4-NE、D_4-HPPA 的批内精密度 RSD 分别在0.8%～3.6%、1.2%～4.8%、1.4%～11.5%之间；批间精密度 RSD 分别在1.6%～8.2%、4.2%～6.4%、2.2%～11.4%之间；其批内与批间准确度均在85%～115%之间。研究表明该分析方法的准确度与精密度良好，能够同时对 D_4-NG、D_4-NE、D_4-HPPA 进行定量分析。

表 3－5 D_4-NG 的准确度与精密度

理论值（ng/mL）	批次	测定次数	实测值（ng/mL）与准确度（%）						平均值	批间准确度（%）	批内精密度 RSD（%）	批间精密度 RSD（%）
			1	2	3	4	5	6				
10.40	1	实测值	10.87	10.86	11.08	11.01	11.00	11.32	11.02	106.7	1.5	1.6
		准确度	104.5	104.4	106.5	105.9	105.8	108.8	106.0			
	2	实测值	11.28	11.03	11.21	11.16	10.90	10.78	11.06		1.7	
		准确度	108.5	106.1	107.8	107.3	104.8	103.6	106.4			
	3	实测值	11.22	11.32	11.36	11.24	11.08	11.16	11.23		0.9	
		准确度	107.9	108.9	109.2	108.1	106.5	107.3	108.0			
20.80	1	实测值	18.94	19.14	19.39	18.64	19.02	19.02	19.02	93.8	1.3	3.3
		准确度	91.1	92.0	93.2	89.6	91.4	91.4	91.5			
	2	实测值	19.27	19.52	19.25	19.04	19.22	19.31	19.27		0.8	
		准确度	92.6	93.8	92.5	91.5	92.4	92.8	92.6			
	3	实测值	19.67	20.31	20.20	19.59	20.11	21.28	20.19		3.0	
		准确度	94.6	97.6	97.1	94.2	96.7	102.3	97.1			

续上表

理论值（ng/mL）	批次	测定次数	实测值（ng/mL）与准确度（%）						平均值	批间准确度（%）	批内精密度 RSD（%）	批间精密度 RSD（%）
			1	2	3	4	5	6				
208.0	1	实测值	186.2	189.9	189.0	188.6	187.3	177.3	186.4	96.0	2.5	8.2
		准确度	89.5	91.3	90.9	90.7	90.0	85.2	89.6			
	2	实测值	195.4	188.7	187.0	195.2	194.0	190.3	191.8		1.9	
		准确度	93.9	90.7	89.9	93.8	93.3	91.5	92.2			
	3	实测值	227.8	227.1	223.4	215.3	223.0	207.3	220.6		3.6	
		准确度	109.5	109.2	107.4	103.5	107.2	99.7	106.1			
1560	1	实测值	1791	1701	1741	1697	1770	1722	1737	109.8	2.2	3.5
		准确度	114.8	109.0	111.6	108.8	113.5	110.4	111.4			
	2	实测值	1723	1756	1711	1764	1755	1785	1749		1.6	
		准确度	110.4	112.6	116.1	113.1	112.5	114.4	113.2			
	3	实测值	1606	1656	1659	1578	1652	1672	1637		2.2	
		准确度	103.0	106.2	106.4	101.2	105.9	107.2	105.0			

表3-6 D4-NE 的准确度与精密度

理论值（ng/mL）	批次	测定次数	实测值（ng/mL）与准确度（%）						平均值	批间准确度（%）	批内精密度 RSD（%）	批间精密度 RSD（%）
			1	2	3	4	5	6				
5.03	1	实测值	5.058	4.923	5.167	5.212	5.026	5.270	5.109	100.1	2.5	4.2
		准确度	100.6	97.9	102.7	103.6	99.9	104.8	101.6			
	2	实测值	5.269	5.102	5.248	5.136	5.120	5.058	5.156		1.6	
		准确度	104.8	101.4	104.3	102.1	101.8	100.6	102.5			
	3	实测值	5.002	4.888	4.997	4.874	4.898	4.374	4.839		4.8	
		准确度	99.4	97.2	99.3	96.9	97.4	87.0	96.2			
10.06	1	实测值	9.689	10.01	9.825	9.438	9.614	9.411	9.664	94.8	2.4	4.4
		准确度	96.3	99.5	97.7	93.8	95.6	93.6	96.1			
	2	实测值	9.780	10.12	9.924	9.803	9.966	9.883	9.913		1.2	
		准确度	97.2	100.6	98.6	97.4	99.1	98.2	98.5			
	3	实测值	9.249	8.636	9.136	8.945	9.161	9.166	9.049		2.5	
		准确度	91.9	85.8	90.8	88.9	91.1	91.1	89.9			

续上表

理论值（ng/mL）	批次	实测值（ng/mL）与准确度（%）							平均值	批间准确度（%）	批内精密度 RSD（%）	批间精密度 RSD（%）
		测定次数	1	2	3	4	5	6				
100.6	1	实测值	99.59	98.58	98.76	100.6	97.62	93.52	98.11	95.2	2.5	6.4
		准确度	99.0	98.0	98.2	100.0	97.0	93.0	97.5			
	2	实测值	104.4	98.84	101.7	99.69	102.9	100.2	101.3		2.1	
		准确度	103.8	98.3	101.1	99.1	102.3	99.6	100.7			
	3	实测值	87.46	87.13	87.63	87.66	90.36	87.53	87.96		1.4	
		准确度	86.9	86.6	87.1	87.1	89.8	87.0	87.4			
754.5	1	实测值	776.0	836.8	790.4	794.2	780.9	753.9	788.7	99.7	3.5	5.6
		准确度	102.8	110.9	104.8	105.3	103.5	99.9	104.5			
	2	实测值	759.6	769.0	788.7	757.0	750.6	763.6	764.8		1.7	
		准确度	100.7	101.9	104.8	100.3	99.5	101.2	101.3			
	3	实测值	696.5	723.4	709.1	664.1	706.5	726.2	704.3		3.2	
		准确度	92.3	95.9	94.0	88.0	93.6	96.2	93.3			

表 3 - 7　D_4-HPPA 的准确度与精密度

理论值（ng/mL）	批次	实测值（ng/mL）与准确度（%）							平均值	批间准确度（%）	批内精密度 RSD（%）	批间精密度 RSD（%）
		测定次数	1	2	3	4	5	6				
2.505	1	实测值	2.546	2.397	2.257	2.869	2.057	2.333	2.410	97.6	11.5	11.4
		准确度	101.6	95.7	90.1	114.5	82.12	91.13	96.2			
	2	实测值	2.549	2.067	2.274	2.152	2.464	2.163	2.278		8.4	
		准确度	101.8	82.5	90.8	85.9	98.4	86.4	91.0			
	3	实测值	2.812	2.512	2.256	2.974	2.515	2.788	2.643		9.9	
		准确度	112.3	100.3	90.1	118.7	100.4	111.3	105.5			
7.515	1	实测值	8.319	8.122	7.954	7.034	8.537	7.481	7.908	103.7	7.1	7.4
		准确度	110.7	108.1	105.8	93.6	113.6	99.6	105.2			
	2	实测值	6.831	7.565	7.036	7.638	6.877	7.898	7.308		6.2	
		准确度	90.9	100.7	93.6	101.6	91.5	105.1	97.2			
	3	实测值	8.569	8.387	8.079	8.528	7.668	7.771	8.167		4.8	
		准确度	114.0	111.6	107.5	113.5	102.4	103.4	108.7			

续上表

理论值（ng/mL）	批次	实测值（ng/mL）与准确度（%）							平均值	批间准确度（%）	批内精密度 RSD（%）	批间精密度 RSD（%）
		测定次数	1	2	3	4	5	6				
50.10	1	实测值	51.55	53.30	55.03	55.57	51.95	49.81	52.87	108.3	4.2	4.5
		准确度	102.9	106.4	109.8	110.9	103.7	99.4	105.5			
	2	实测值	55.56	55.27	54.54	55.61	56.82	54.94	55.46		1.4	
		准确度	110.9	110.3	108.9	111.0	113.4	109.7	110.7			
	3	实测值	57.40	57.44	54.33	52.10	56.09	49.36	54.45		5.9	
		准确度	114.6	114.7	108.4	104.0	112.0	98.5	108.7			
375.8	1	实测值	336.4	341.7	340.3	327.5	341.8	348.8	339.4	91.1	2.1	2.2
		准确度	89.5	90.9	90.6	97.2	91.0	92.8	92.0			
	2	实测值	330.8	349.2	354.3	350.8	342.4	355.0	347.1		2.6	
		准确度	88.0	92.9	94.3	93.3	91.1	94.5	92.4			
	3	实测值	341.9	342.0	335.2	337.0	348.7	337.4	340.4		1.4	
		准确度	91.0	91.0	89.2	89.7	92.8	89.8	90.6			

（4）提取回收率。精密吸取空白粪菌液 100 μL 于离心管中，加入 1 mL 乙酸乙酯，涡旋 3 min 后，以 13000 r/min（4 ℃）离心 15 min。转移 900 μL 上层有机相于新的离心管中，用温和的氮气气流（37 ℃）吹干。吹干后，加入适量的目标化合物 D_4-NG、D_4-NE、D_4-HPPA、内标化合物 D_5-BA 对照品工作液，用 100 μL 甲醇–水溶液（60∶40，v/v）定容至终体积为 100 μL。制得 LLOQ、低、中、高浓度的 SAE 样品，每个浓度平行制备 6 份。D_4-NG 的 LLOQ、低、中、高浓度分别为 10 ng/mL、20 ng/mL、200 ng/mL、1500 ng/mL；D_4-NE 的 LLOQ、低、中、高浓度分别为 5 ng/mL、10 ng/mL、100 ng/mL、750 ng/mL；D_4-HPPA 的 LLOQ、低、中、高浓度分别为 2.5 ng/mL、7.5 ng/mL、50 ng/mL、375 ng/mL。取前述"（6）质控（quality control，QC）样品的制备"项下制得的 LLOQ、低、中、高浓度的质控样品，按前述"3. 样品的处理"项下方法处理，制得 LLOQ、低、中、高浓度的 QC 样品，每个浓度平行制备 6 份。分析上述 SAE 与 QC 样品，通过比较两种样品中目标化合物与内标的峰面积（area，A），计算提取回收率，计算公式为：提取回收率（%）=（A_{QC}/A_{SAE}）×100%。目标化合物 D_4-NG、D_4-NE、D_4-HPPA 及内标化合物 D_5-BA 的提取回收率结果见表 3-8 至表 3-11。对于 LLOQ、低、中、高浓度的 QC 样品，4 个目标化合物 D_4-NG、D_4-NE、D_4-HPPA、D_5-BA 的提取回收率分别在 56.22%～58.02%、53.97%～58.50%、49.54%～70.69%、78.53%～80.38% 之间。该研究表明乙酸乙酯能够有效地从粪菌液中同时提取 D_4-NG、D_4-NE、D_4-HPPA。

表 3 - 8　D_4-NG 的提取回收率

浓度水平	A_{QC}	A_{SAE}	提取回收率 （%）	平均值 （%）	*RSD* （%）
LLOQ	7057. 758	11927. 844	59. 17	57. 60	2. 32
	7103. 678	11972. 613	59. 33		
	6937. 777	12229. 263	56. 73		
	7024. 027	12217. 594	57. 49		
	6829. 205	12122. 859	56. 33		
	6735. 357	11912. 254	56. 54		
低	13691. 902	24034. 898	56. 97	57. 78	1. 38
	13975. 501	24399. 446	57. 28		
	14117. 041	23833. 647	59. 23		
	13909. 553	24197. 721	57. 48		
	13714. 738	23630. 559	58. 04		
	13731. 477	23796. 450	57. 70		
中	157036. 848	277429. 285	56. 60	56. 22	1. 58
	155918. 258	281887. 147	55. 31		
	160338. 661	288334. 470	55. 61		
	162552. 964	281783. 473	57. 69		
	158846. 231	281077. 305	56. 51		
	160782. 659	289058. 809	55. 62		
高	1294360. 724	2217458. 859	58. 37	58. 02	2. 46
	1297358. 341	2201102. 744	58. 94		
	1247367. 926	2247916. 544	55. 49		
	1281173. 191	2207984. 327	58. 02		
	1320732. 778	2213610. 743	59. 66		
	1318890. 355	2287747. 375	57. 65		

表 3 - 9 D_4-NE 的提取回收率

浓度水平	A_{QC}	A_{SAE}	提取回收率 （%）	平均值 （%）	RSD （%）
LLOQ	6700. 623	12000. 300	55. 84	53. 97	2. 89
	6713. 453	12307. 180	54. 55		
	6616. 048	11913. 858	55. 53		
	6573. 448	12386. 340	53. 07		
	6586. 113	12490. 388	52. 73		
	6506. 977	12493. 072	52. 08		
低	12872. 408	24777. 279	51. 95	54. 69	3. 26
	13421. 332	24703. 213	54. 33		
	13495. 425	23663. 223	57. 03		
	13301. 100	24777. 263	53. 68		
	13194. 561	23616. 550	55. 87		
	13024. 104	23572. 420	55. 25		
中	139750. 949	260033. 132	53. 74	54. 97	1. 55
	136118. 542	247352. 871	55. 03		
	145411. 521	258708. 381	56. 21		
	138269. 699	253920. 210	54. 45		
	140274. 188	255548. 720	54. 89		
	141006. 420	254053. 749	55. 50		
高	941647. 442	1563875. 022	60. 21	58. 50	2. 79
	937118. 104	1569316. 723	59. 72		
	948484. 578	1590102. 577	59. 65		
	907026. 637	1608679. 197	56. 38		
	931892. 438	1599251. 796	58. 27		
	930813. 417	1640154. 639	56. 75		

表 3 - 10 D$_4$-HPPA 的提取回收率

浓度水平	A_{QC}	A_{SAE}	提取回收率（%）	平均值（%）	RSD（%）
LLOQ	6211. 472	11983. 288	51. 83	49. 54	10. 56
	5230. 044	11286. 960	46. 34		
	6777. 256	11628. 804	58. 28		
	5294. 060	12070. 553	43. 86		
	6093. 958	12017. 946	50. 71		
	5352. 367	11587. 738	46. 19		
低	6904. 892	11798. 697	58. 52	59. 16	1. 10
	7080. 739	12091. 051	58. 56		
	7167. 535	11892. 255	60. 27		
	7272. 327	12333. 722	58. 96		
	6947. 213	11727. 986	59. 24		
	7107. 986	11965. 762	59. 40		
中	15433. 985	25060. 267	61. 59	61. 71	1. 48
	15823. 961	25442. 371	62. 20		
	16281. 502	25821. 807	63. 05		
	15999. 247	26009. 391	61. 51		
	15949. 205	25878. 441	61. 63		
	16110. 618	26727. 431	60. 28		
高	59832. 281	83311. 344	71. 82	70. 69	1. 17
	61809. 606	86654. 854	71. 33		
	61825. 235	87934. 786	70. 31		
	61046. 933	85979. 369	71. 00		
	61856. 257	88807. 080	69. 65		
	62777. 903	89619. 734	70. 05		

表 3 - 11　D$_5$-BA 的提取回收率

浓度水平	A_{QC}	A_{SAE}	提取回收率 （%）	平均值 （%）	RSD （%）
LLOQ	56084.669	72531.328	77.32	80.10	2.30
	58244.707	70683.797	82.40		
	55627.532	68276.365	81.47		
	56615.639	69968.648	80.92		
	56919.201	71871.184	79.20		
	57003.486	71897.841	79.28		
低	55153.708	68815.655	80.15	80.38	3.60
	55460.840	68254.152	81.26		
	56937.291	68889.599	82.65		
	56853.156	69037.952	82.35		
	55422.337	68336.240	81.10		
	55189.741	73812.955	74.77		
中	53301.189	71444.517	74.61	78.53	4.20
	54834.368	70797.174	77.45		
	56907.588	69452.825	81.94		
	55224.450	68218.937	80.95		
	54287.542	72444.673	74.94		
	56044.060	68948.808	81.28		
高	49128.067	58619.207	83.81	78.98	4.90
	48294.272	59360.138	81.36		
	47656.449	60538.394	78.72		
	47486.814	60891.044	77.99		
	49202.970	61767.304	79.66		
	48309.798	66802.144	72.32		

（5）基质效应。采集 6 个不同个体来源的空白粪菌液，分别制得低、高浓度的 SAE 样品，每个浓度平行制备 3 份。同时，制备目标化合物 D_4-NG、D_4-NE、D_4-HPPA 的对照品溶液（Sol），每个浓度平行制备 3 份。D_4-NG 的低、高浓度分别为 20 ng/mL、1500 ng/mL；D_4-NE 的低、高浓度分别为 10 ng/mL、750 ng/mL；D_4-HPPA 的低、高浓度分别为 7.5 ng/mL、375 ng/mL。分析上述 SAE 与 Sol 样品，通过计算 SAE 与 Sol 样品中目标化合物 D_4-NG、D_4-NE、D_4-HPPA 及内标化合物 D_5-BA 的峰面积之比，得到其基质因子。通过比较目标化合物与内标化合物的基质因子，进一步得到内标归一化的基质因子，结果见表 3-12 至表 3-14。在 6 个基质来源中，对于 D_4-NG、D_4-NE、D_4-HPPA，其低、高浓度样品经过内标归一化的基质因子分别为：94.72% ～ 100.8%、101.8% ～ 106.6%；96.33% ～ 100.6%、102.4% ～ 107.1%；98.25% ～ 101.1%、98.13% ～ 105.0%。其 *RSD*% 均低于 15%，符合生物样品的定量分析要求。

表 3-12　D_4-NG 的基质效应

基质来源	浓度水平	基质因子（%）	平均值（%）	*RSD*（%）	内标归一化的基质因子（%）	平均值（%）	*RSD*（%）
1	低	100.8	101.4	4.69	99.69	100.8	3.72
		97.05			97.77		
		106.5			105.0		
	高	103.2	105.0	1.55	94.73	103.8	8.27
		106.4			104.8		
		105.3			111.8		
2	低	96.8	96.23	2.39	99.33	96.53	4.93
		93.7			91.04		
		98.2			99.23		
	高	95.5	97.03	1.38	95.52	101.9	5.81
		98.0			103.0		
		97.6			107.2		
3	低	95.6	96.17	3.11	100.2	98.26	1.72
		93.5			97.12		
		99.4			97.47		
	高	99.7	99.23	0.41	100.5	103.5	3.29
		99.0			102.8		
		99.0			107.2		

续上表

基质来源	浓度水平	基质因子(%)	平均值(%)	RSD(%)	内标归一化的基质因子(%)	平均值(%)	RSD(%)
4	低	100.8	102.2	3.94	101.5	100.8	1.17
		99.0			99.46		
		106.7			101.5		
	高	105.6	107.0	2.35	102.1	106.6	3.69
		109.9			108.1		
		105.5			109.5		
5	低	95.34	93.84	4.03	99.08	94.72	8.82
		89.54			85.09		
		96.64			100.0		
	高	95.00	96.37	1.28	97.78	101.8	4.45
		97.40			100.9		
		96.72			106.7		
6	低	93.83	93.11	10.07	100.4	96.43	4.20
		83.39			92.30		
		102.1			96.59		
	高	98.73	98.35	4.02	99.33	104.5	7.09
		94.21			101.2		
		102.1			113.0		

表 3 - 13 D_4-NE 的基质效应

基质来源	浓度水平	基质因子(%)	平均值(%)	RSD(%)	内标归一化的基质因子(%)	平均值(%)	RSD(%)
1	低	100.5	100.0	4.33	99.39	99.42	3.26
		95.48			96.19		
		104.1			102.67		
	高	103.4	105.2	1.53	94.92	104.0	8.74
		105.7			104.1		
		106.5			113.1		

续上表

基质来源	浓度水平	基质因子（%）	平均值（%）	RSD（%）	内标归一化的基质因子(%)	平均值（%）	RSD（%）
2	低	99.66	98.11	2.29	102.3	98.43	5.07
		95.54			92.80		
		99.14			100.2		
	高	98.58	98.77	1.04	98.61	103.7	5.39
		97.86			102.9		
		99.88			109.7		
3	低	96.53	98.18	5.29	101.2	100.3	2.29
		94.02			97.68		
		104.0			102.0		
	高	97.84	98.24	0.40	98.62	102.4	3.80
		98.62			102.3		
		98.26			106.4		
4	低	104.3	101.9	1.16	105.0	100.6	3.80
		97.70			98.16		
		103.6			98.63		
	高	108.9	107.5	1.90	105.3	107.1	3.36
		106.5			104.7		
		107.1			111.2		
5	低	98.48	96.71	2.55	102.3	97.48	5.30
		96.83			92.02		
		94.82			98.13		
	高	94.92	97.40	2.55	97.69	102.9	6.31
		97.40			100.9		
		99.88			110.2		
6	低	93.14	93.00	9.76	99.63	96.33	3.55
		83.85			92.80		
		102.0			96.56		
	高	95.39	99.47	6.23	95.97	105.9	10.56
		96.43			103.6		
		106.6			118.0		

表 3 - 14 D$_4$-HPPA 的基质效应

基质来源	浓度水平	基质因子（%）	平均值（%）	RSD（%）	内标归一化的基质因子（%）	平均值（%）	RSD（%）
1	低	100.9	100.4	2.42	99.79	99.84	1.33
		97.81			98.54		
		102.6			101.2		
	高	99.02	99.26	0.28	90.91	98.13	7.60
		99.19			97.68		
		99.57			105.8		
2	低	102.6	98.90	3.47	105.4	99.28	6.22
		95.81			93.06		
		98.30			99.38		
	高	99.39	99.21	0.17	99.43	104.2	4.50
		99.19			104.3		
		99.06			108.8		
3	低	98.09	98.23	1.56	102.8	100.4	2.47
		96.77			100.5		
		99.82			97.85		
	高	100.3	100.0	0.52	101.1	104.3	3.12
		100.3			104.1		
		99.40			107.6		
4	低	101.6	102.4	2.25	102.4	101.1	1.21
		100.6			101.0		
		105.0			99.96		
	高	100.6	101.1	1.55	97.29	100.7	3.21
		102.9			101.2		
		99.91			103.7		
5	低	99.28	97.44	1.73	103.2	98.25	5.64
		97.09			92.26		
		95.96			99.30		
	高	98.97	99.42	0.40	101.9	105.0	4.09
		99.67			103.2		
		99.63			109.9		

续上表

基质来源	浓度水平	基质因子(%)	平均值(%)	RSD(%)	内标归一化的基质因子(%)	平均值(%)	RSD(%)
6	低	95.96	96.85	7.28	102.6	100.4	1.98
		90.28			99.92		
		104.3			98.71		
	高	101.0	97.60	3.03	101.6	103.6	2.43
		95.64			102.7		
		96.17			106.4		

（6）稳定性。取前述"（6）质控（quality control，QC）样品的制备"项下制得的低、高浓度的质控样品，按前述"3. 样品的处理"项下方法处理，每个浓度平行制备 3 份，进行测定。考察目标化合物冻融稳定性（于 −80 ℃温度下冻融 3次）、室温放置稳定性（于 25 ℃温度下放置 24 h）、长期冻存稳定性（于 −80 ℃温度下放置 3 个月），结果见表 3 − 15。结果表明其冻融、室温放置与长期冻存的稳定性均良好，目标化合物 D_4-NG、D_4-NE、D_4-HPPA 均未发生降解。

表 3 − 15　D_4-NG、D_4-NE、D_4-HPPA 的稳定性（$Mean \pm SD$)

目标化合物	浓度水平	冻融稳定性	室温放置稳定性	长期冻存稳定性
D_4-NG	低	97.82 ± 1.28	103.5 ± 0.67	107.3 ± 2.51
	高	99.36 ± 2.62	106.6 ± 1.96	96.54 ± 3.16
D_4-NE	低	96.17 ± 1.33	99.88 ± 1.24	104.8 ± 1.86
	高	102.6 ± 0.29	96.38 ± 2.33	101.3 ± 2.33
D_4-HPPA	低	106.4 ± 1.37	105.7 ± 1.52	106.5 ± 3.12
	高	97.85 ± 2.54	106.8 ± 3.01	94.84 ± 2.86

5. 共孵育样品中 D_4-NG、D_4-NE、D_4-HPPA 的含量测定

（1）共孵育实验。除 D_4-NG 工作液的浓度改为 342 μmol/L 外，其余操作同第二章第三节"【实验部分】（一）［2′，3′，5′，6′-D_4］柚皮苷与人体肠道微生物的厌氧共孵育"项。

（2）RRLC-MS/MS 分析用供试品的制备。精密吸取 100 μL 共孵液，同前述"3. 样品的处理"项处理样品后，取 5 μL 上清液用于 RRLC-MS/MS 分析。

（3）含量测定。为了动态地考察 D_4-NG 经人体肠道微生物介导的生物代谢转化过程，设置了 4 个时间点（4 h、8 h、12 h、24 h），对其原型化合物及其主要代谢产物 D_4-NE、D_4-HPPA 进行了同时定量分析，结果见图 3 − 5。可以看出，D_4-NG

与粪菌液厌氧共孵育 24 h 后，D_4-NG、D_4-NE、D_4-HPPA 的含量分别为 0.3579 μmol/L、0.4418 μmol/L、0.4605 μmol/L，三者的总和为 1.2602 μmol/L，约占 D_4-NG 给药浓度的 40%，这提示柚皮素与 HPPA 是柚皮苷经人体肠道微生物代谢后的主要转化产物。上述结果与文献的报道[22-23]相吻合，肠道微生物对黄酮苷类化合物的代谢方式主要为水解与裂解反应，从而产生低极性的小分子化合物，便于其被吸收入血。考虑到柚皮素、HPPA 的生物活性，研究结果提示柚皮苷可能作为一个前体化合物，而肠道微生物则是调控其在体内发挥药效作用的一个重要的潜在"靶器官"。肠道微生物能够通过分泌多种代谢酶调控柚皮苷的生物代谢转化，通过其代谢产物柚皮素、HPPA 发挥其抗多种呼吸道疾病的药效作用。柚皮素是柚皮苷镇咳、祛痰的药效物质基础，而 HPPA 则可能是其抗肺部炎症的药效物质之一。

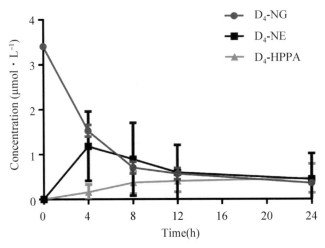

图 3 - 5　D_4-NG、D_4-NE、D_4-HPPA 的含量—时间曲线

含量测定结果还表明：D_4-NG 在 24 h 共孵育时间内，其含量持续下降；反之 D_4-HPPA 的浓度则随着时间的延长而增大。值得注意的是，D_4-NE 的含量在 4 h 到达最高，随后持续下降，表明 D_4-NG 经人体肠道微生物介导的最终代谢产物很可能是 D_4-HPPA。基于此，我们提出柚皮苷经人体肠道微生物介导的主要代谢转化途径：柚皮苷在进入胃肠消化道后，首先被肠道菌分泌的糖苷酶水解成苷元柚皮素，未被吸收入血的柚皮素进一步通过 C 环裂解反应生成 HPPA（图 3 - 6）。

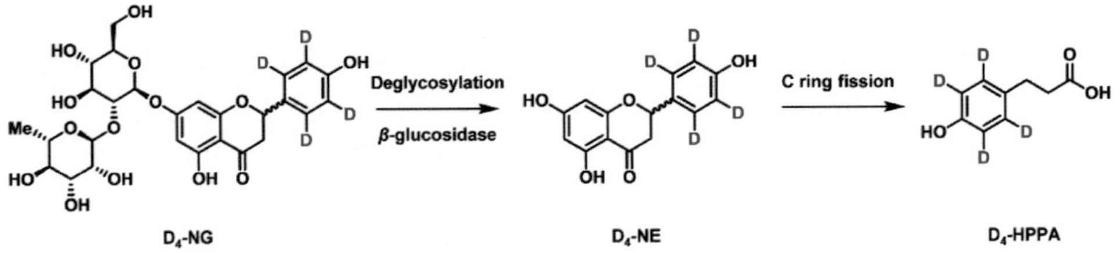

图 3 - 6　柚皮苷经人体肠道微生物介导的主要代谢转化途径

尽管我们知道肠道微生物可以分泌 β 糖苷酶水解黄酮类化合物的糖基，使其转化成相应的苷元化合物。[24]但是，目前对介导催化 C 环裂解开环反应的肠道微生物及其代谢酶尚知之甚少，亟须更加深入研究来揭示其科学内涵。

此外，还发现在不同志愿者体内 D_4-NG、D_4-NE、D_4-HPPA 的含量差异较大（图 3 - 7），说明柚皮苷经人体肠道微生物介导的代谢产物含量较为离散。由于人体肠道微生态的复杂性，不同的微生物组成及其生理功能亦不尽相同。目前尚未确知具体是哪些微生物类群参与了柚皮苷的生物代谢转化，这是一个非常值得深入探讨的科学问题。

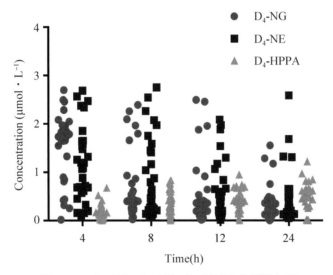

图 3 - 7　D_4-NG、D_4-NE、D_4-HPPA 含量散点图

第三节　本 章 小 结

在本章研究中，分别通过酸碱水解反应、溴代（氢化）反应合成了［2′，3′，5′，6′-D_4］柚皮素、［2′，3′，5′，6′-D_4］HPPA，并建立了同时定量分析柚皮苷及其经人体肠道微生物介导产生的主要代谢产物柚皮素、HPPA 的 RRLC-MS/MS 方法。方法学验证结果表明，该方法快速、高效，具有良好的特异性、准确度、精密度以及稳定性。此外，其提取回收率、基质效应也均符合生物样品的定量分析要求。该分析策略能够有效地排除生物样品中非药源性基质的干扰，提示其具有很好

的应用价值。此外，根据我们的研究结果发现：人体肠道微生物代谢柚皮苷后主要产生柚皮素、HPPA，为柚皮苷的物料平衡与临床应用提供了科学依据，具有重要的指导意义与参考应用价值。

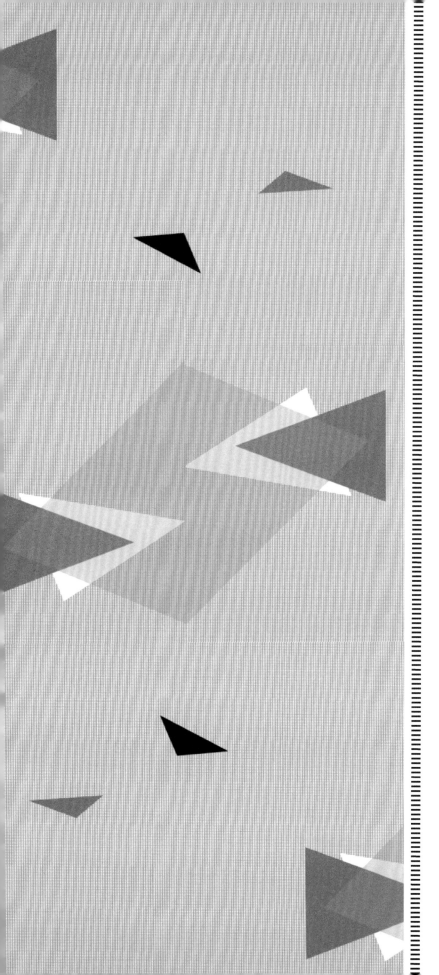

第四章 基于16S rRNA基因测序探讨影响
柚皮苷代谢的人体肠道微生物群

第一节　研究概述

在前面章节的研究中，我们合成了稳定同位素氘标记的柚皮苷及其主要代谢产物柚皮素、HPPA，并系统研究了柚皮苷经人体肠道微生物介导的生物代谢转化规律，结果发现脱糖水解与 C 环裂解反应是人体肠道微生物代谢柚皮苷的主要反应类型。除了柚皮素、HPPA 之外，我们还检测到了广泛的 I 相代谢产物，提示人体肠道微生物代谢柚皮苷具有多元性；人体肠道微生物对柚皮苷进行生物转化后，产生的代谢产物具有不同的生物活性，提示人体肠道微生物可能是调控柚皮苷生物活性的一个重要的潜在"靶器官"。因此，弄清真正影响柚皮苷代谢的肠道微生物类群，是很有意义的，也是很有必要的。

由于绝大部分人体肠道菌都是厌氧生活，因此传统的体外分离与培养技术无法对人体肠道微生物进行系统的分类与功能研究。而且人体肠道含有数量庞大且种类繁杂的微生物，很难对其进行逐一分离。亟须新的研究手段来对人体肠道微生物进行高通量分析。

宏基因组测序技术是近年来用于研究人体肠道微生态组成与功能的新兴技术，它可以将环境样本视为一个研究整体，通过对其进行高通量测序，可快速、准确地获取人体肠道微生物的全部基因组信息。[25]16S rRNA 基因测序是目前研究人体肠道微生态多样性最常用的高通量测序技术。基于此，本章采用 16S rRNA 基因测序分析不同个体粪便样本中肠道微生物的种类、组成及其丰度占比，并将其与柚皮苷经人体肠道微生物介导产生的代谢产物进行关联分析，以期找出影响柚皮苷代谢的潜在人体肠道微生物类群。

第二节　人体粪便样本16S rRNA 基因测序

一、基于代谢产物的样品分组

根据第二章、第三章对柚皮苷经人体肠道微生物介导产生的代谢产物的定性与定量实验结果（表4-1），将30名志愿者的粪便样品进行分组。以代谢产物M1、M2、M3、M4、M6、M7、M12、M13分别对应脱糖基反应、乙酰化反应、氢化反应、A环上的羟基化反应、B环上的羟基化反应、脱氢化反应、C环裂解反应、脱氧反应，Pos（positive correlation）、Neg（negative correlation）分别表示与该代谢反应呈正相关或负相关，详细的分组信息见表4-2。

表4-1 柚皮苷经人体肠道微生物介导产生的代谢产物的浓度或峰面积

样品	M1 浓度（μmol/L）	M2 峰面积	M3 峰面积	M4 峰面积	M6 峰面积	M7 峰面积	M12 浓度（μmol/L）	M13 峰面积
H01	1.257	20472	100668	3017	0	29332	0	0
H02	1.474	12183	12348	0	1438	100984	81.33	7704
H03	1.853	11877	9422	0	1152	96013	0.84	5097
H04	1.194	307557	62785	6197	9065	49436	59.46	27064
H05	0.8860	24918	75934	1361	7348	49886	43.26	0
H06	2.570	0	0	0	0	35372	0	32996
H07	1.649	5293	13759	0	0	194340	121.8	0
H08	0.6853	204546	70810	4785	8535	28275	25.59	31588
H09	0.6846	95100	73115	3617	7412	11086	0	0
H10	0.6073	121174	68190	3342	7324	29312	66.43	0
H11	0.5683	230585	65900	3282	10179	32677	97.32	0
H12	1.637	6682	8777	0	0	379318	84.93	0
H13	1.318	21849	53008	1746	4614	76925	65.83	0
H14	0.1937	0	76352	1282	0	0	48.09	0
H15	2.338	2058	11027	0	1183	5976	0.92	0
H16	0.7192	193364	52519	2852	5650	26696	0	21501
H17	2.686	3063	6055	0	0	15307	63.8	0
H18	1.196	65139	67326	3278	5205	33291	48.09	0
H19	1.068	391426	66648	4910	8507	48320	1.65	2407
H20	0.6953	422455	87134	4546	9046	5268	57.52	12775
H21	2.471	0	7888	0	0	8708	29.74	0
H22	1.584	23411	72764	3100	9540	29656	81.93	0

续上表

样品	M1 浓度 （μmol/L）	M2 峰面积	M3 峰面积	M4 峰面积	M6 峰面积	M7 峰面积	M12 浓度 （μmol/L）	M13 峰面积
H23	2.376	2663	7618	0	0	14336	53.19	0
H24	1.538	545911	80713	5077	9074	93623	29.76	20833
H25	0.0685	0	56329	1263	0	0	45.07	0
H26	0.1583	58157	78006	4744	11167	1919	47.26	0
H27	0.3248	514162	76744	5031	9738	5715	61.52	7580
H28	0.4521	451028	70477	4887	7931	48547	38.65	0
H29	0.1538	5574	64999	5129	0	5855	61.52	0
H30	1.0836	318816	70624	5605	9929	43681	61.08	1735

表4-2　样品分组情况

样品	M1	M2	M3	M4	M6	M7	M12	M13
H01	Pos	Pos	Pos	Pos	Neg	Pos	Neg	Neg
H02	Pos	Pos	Neg	Neg	Neg	Pos	Pos	Pos
H03	Pos	Pos	Neg	Neg	Neg	Pos	Neg	Pos
H04	Pos	Pos	Pos	Pos	Pos	Pos	Neg	Pos
H05	Neg	Pos	Pos	Pos	Pos	Pos	Neg	Neg
H06	Pos	Neg	Neg	Neg	Neg	Pos	Neg	Pos
H07	Pos	Neg	Neg	Neg	Neg	Pos	Pos	Neg
H08	Neg	Pos	Pos	Pos	Pos	Pos	Neg	Pos
H09	Neg	Pos	Pos	Pos	Pos	Pos	Neg	Neg
H10	Neg	Pos	Pos	Pos	Pos	Pos	Pos	Neg
H11	Neg	Pos	Pos	Pos	Pos	Pos	Pos	Neg
H12	Pos	Neg	Neg	Neg	Neg	Pos	Pos	Neg
H13	Pos	Pos	Pos	Pos	Pos	Pos	Pos	Neg
H14	Neg	Neg	Pos	Pos	Neg	Neg	Neg	Neg
H15	Pos	Neg	Neg	Neg	Neg	Neg	Neg	Neg
H16	Neg	Pos	Pos	Pos	Pos	Pos	Neg	Pos
H17	Pos	Neg	Neg	Neg	Neg	Pos	Pos	Neg
H18	Pos	Pos	Pos	Pos	Pos	Pos	Neg	Neg

续上表

样品	M1	M2	M3	M4	M6	M7	M12	M13
H19	Pos	Pos	Pos	Pos	Pos	Pos	Neg	Pos
H20	Neg	Pos	Pos	Pos	Pos	Neg	Neg	Pos
H21	Pos	Neg	Neg	Neg	Neg	Neg	Neg	Neg
H22	Pos	Pos	Pos	Pos	Pos	Pos	Pos	Neg
H23	Pos	Neg	Neg	Neg	Neg	Pos	Neg	Neg
H24	Pos	Pos	Pos	Pos	Pos	Pos	Neg	Pos
H25	Neg	Neg	Pos	Pos	Neg	Neg	Neg	Neg
H26	Neg	Pos	Pos	Pos	Pos	Neg	Neg	Neg
H27	Neg	Pos	Pos	Pos	Pos	Neg	Pos	Pos
H28	Neg	Pos	Pos	Pos	Pos	Pos	Neg	Neg
H29	Neg	Neg	Pos	Pos	Neg	Neg	Pos	Neg
H30	Pos	Pos	Pos	Pos	Pos	Pos	Pos	Pos

二、基因测序

本研究中 30 名志愿者的粪便样本的 16S rRNA 基因测序过程简述如下：粪便样本的总 DNA 用 NucleoSpin 96 Soi DNA 提取试剂盒（德国 MN 公司）提取后，对 16S rRNA 的 V3—V4 区域基因进行 PCR 扩增，引物为 338F（5′-ACTCCTACGGGAG-GCAGCA-3′）、806R（5′-GGACTACHVGGGTWTCTAAT-3′）。PCR 产物经 1.8% 琼脂糖凝胶电泳检测片段长度与浓度后形成测序文库，最后用 Illumina Hiseq 2500 测序平台进行测序。

三、生物信息学分析

1. 测序数据的组装

首先采用 FLASH 软件（1.2.7 版本）[26] 对测序下机后的原始双端测序数据 PE Reads 进行拼接（overlap 最小长度为 10 bp，最大错配率设定值为 0.2 Default），获得相应的原始序列 Raw Tags。随后通过 Trimmomatic 软件（0.33 版本）[27] 对 Raw Tags 进行质量过滤（过滤长度小于 75% 的 Tags），得到高质量的 Clean Tags。最后用 UCHIME 软件（4.2 版本）[28] 鉴定并且去除嵌合体，得到最终有效的 Effective Tags。

对测序质量进行评估，内容包括：平均序列长度（average length，AveLen）、G

与 C 碱基百分比（GC,%）、质量值≥20 的碱基百分比（Q20,%）、Effective Tags 占 PE Reads 的比值（Effective,%）。测序质量评估结果显示在 30 位志愿者的粪便样品中，总共测得 1527112 对 PE Reads，经组装后共获得 1422087 条 Clean Tags，样品平均 Effective Tags 条数为 45771，测序有效率（%）、GC（%）、Q20（%）分别为 89.86±1.69、51.40±1.11、96.58±0.12（$Mean \pm SD$, $n = 30$）（表 4 - 3）；表明本次测序结果质量良好。

表 4 - 3　30 份粪便样品 16S rRNA 基因测序数据的质量评估

Sample ID	PE Reads（条）	Raw Tags（条）	Clean Tags（条）	Effective Tags（条）	AvgLen（bp）	GC（%）	Q20（%）	Effective（%）
H01	56132	54434	52193	52018	419	52.18	96.65	92.67
H02	68978	66994	64384	62290	413	52.82	96.7	90.3
H03	69228	67117	64379	62702	413	52.67	96.66	90.57
H04	72553	70448	67770	64956	421	48.59	96.6	89.53
H05	61228	59491	57507	55308	412	50.88	96.69	90.33
H06	74131	72021	69076	66898	419	52.53	96.67	90.24
H07	92871	90095	86218	83316	420	52.05	96.51	89.71
H08	64702	62992	60742	58471	414	51.43	96.72	90.37
H09	51694	50368	48766	47237	412	51.02	96.92	91.38
H10	54839	53150	50759	48096	419	52.73	96.55	87.7
H11	69096	67272	64751	59891	415	52.43	96.69	86.68
H12	43941	42618	40762	40322	420	52.11	96.47	91.76
H13	31718	30716	29439	27426	417	50.33	96.53	86.47
H14	45590	44159	42306	41415	420	51.22	96.58	90.84
H15	49637	48019	45726	44625	420	50.79	96.43	89.9
H16	43780	42527	40914	38941	417	50.89	96.59	88.95
H17	39764	38652	37193	36001	415	51.39	96.7	90.54
H18	39802	38491	36738	34699	423	50.89	96.39	87.18
H19	39443	38202	36627	35566	418	50.21	96.51	90.17
H20	32269	31248	29992	29047	418	51.88	96.57	90.02
H21	28659	27646	26303	25671	418	51.09	96.41	89.57
H22	40860	39756	38170	37730	420	51.3	96.51	92.34
H23	41349	40190	38696	36925	414	51.44	96.6	89.3
H24	33974	32958	31717	30107	416	51.81	96.59	88.62
H25	39081	37862	36360	35731	415	52.97	96.64	91.43
H26	52241	50454	47926	45826	422	53.59	96.45	87.72
H27	51677	50110	47948	47484	420	50.13	96.42	91.89

续上表

Sample ID	PE Reads (条)	Raw Tags (条)	Clean Tags (条)	Effective Tags (条)	AvgLen (bp)	GC (%)	Q20 (%)	Effective (%)
H28	53605	52191	50185	49044	417	50.46	96.59	91.49
H29	35700	34538	33091	31058	419	49.55	96.44	87
H30	48570	47249	45449	44326	418	50.53	96.58	91.26
Mean	50904	49399	47403	45771	417	51.40	96.58	89.86
SD	15184	14775	14204	13699	3	1.11	0.12	1.69

　　为了考察样本的测序量是否充分，我们对其进行了稀释性曲线分析（图4-1），结果表明30名志愿者的粪便样品的稀释曲线在测序序列达20000条后，均趋于平缓。这表明随着测序序列数的增多，样品中的新物种发现概率不会显著增多。在本次测序中，样品的最小有效序列数目为25671，平均Effective Tags为45771条，均大于20000条，表明本次测序量充分，所获得的数据能够用于后续的生物信息学分析。

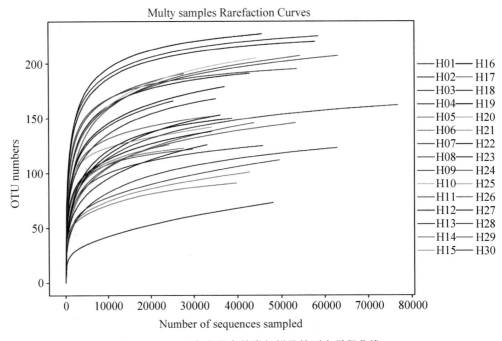

图4-1　30名志愿者的粪便样品的测序稀释曲线

2. 物种注释及分类学分析

采用USEARCH软件（10.0版本）[29]对序列进行聚类获得分类操作单元（oper-

ational taxonomic unit，OTU)，聚类水平要求序列相似度≥97%，并以序列数的
0.005%为阈值对 OTU 进行过滤。[30]随后，通过 Silva 数据库（http：//www. arb-sil-
va. de，Release 128)[31]对 OTU 进行比较以注释物种。通过 QIIME 软件分析样品在
不同分类水平上的丰度，利用 R 语言分析样品在不同的分类水平上的群落组成结
构。采用 PyNAST（http：//biocore. github. io/pynast/，1.2.2 版本）与 MEGAN5
（http：//ab. inf. uni-tuebingen. de/software/megan5/）进行系统进化树与分类学树状
图分析。各样品在不同分类学水平——界（Kindom）、门（Phylum）、纲（Class）、
目（Order）、科（Family）、属（Genus）、种（Species）下的 OTU 注释结果见
表4-4。在30名志愿者的粪便样品中，一共注释到134个属与142个种的肠道微
生物，其物种系统进化树见图4-2，在属水平下的物种网络图见图4-3。

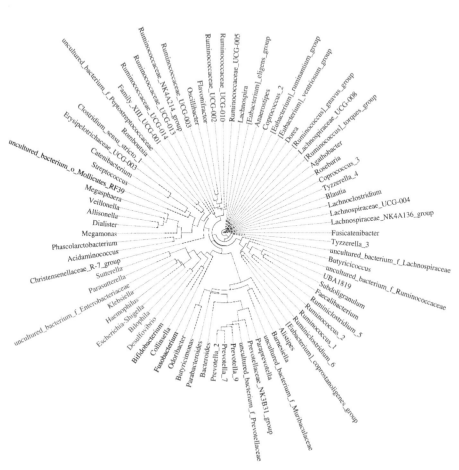

图4-2　物种进化树

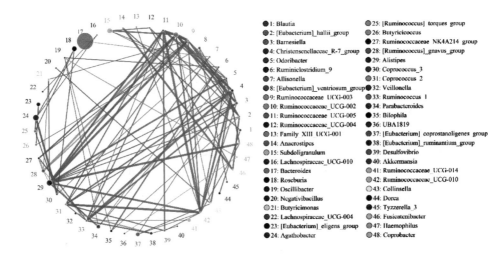

图 4 - 3 属水平物种网络

表 4 - 4 30 份粪便样品的物种注释

Sample	Kindom	Phylum	Class	Order	Family	Genus	Species
H01	1	10	15	20	33	79	80
H02	1	9	14	21	36	112	116
H03	1	10	15	22	36	111	116
H04	1	7	12	17	29	78	79
H05	1	9	14	20	31	89	91
H06	1	8	13	20	35	105	112
H07	1	7	12	17	30	90	96
H08	1	10	15	21	36	104	108
H09	1	7	11	17	29	75	77
H10	1	7	12	16	29	101	105
H11	1	8	13	16	30	98	103
H12	1	8	13	19	33	93	99
H13	1	8	13	17	30	96	98
H14	1	8	12	18	30	60	63
H15	1	8	12	18	30	64	67
H16	1	8	13	17	32	101	105
H17	1	6	11	17	31	94	97
H18	1	5	10	15	26	74	78
H19	1	8	13	18	30	80	81
H20	1	7	12	17	28	77	79

续上表

Sample	Kindom	Phylum	Class	Order	Family	Genus	Species
H21	1	7	12	16	29	74	76
H22	1	7	12	15	30	92	95
H23	1	8	13	16	28	93	95
H24	1	8	13	18	31	98	102
H25	1	8	13	18	32	85	88
H26	1	7	12	18	34	91	92
H27	1	10	15	21	35	116	119
H28	1	6	10	15	26	51	52
H29	1	5	10	14	25	76	79
H30	1	8	13	18	34	106	109
Total	1	11	16	23	40	134	142

各组间在属水平上的物种分布见图 4 - 4。结果表明：在 M1Pos 组中，普氏菌属（*Prevotella*）、*Lachnoclostridium* 属、考拉杆菌属（*Phascolarctobacterium*）、大肠杆菌属（*Escherichia*）的相对丰度较高；而在 M1Neg 组中，粪杆菌属（*Faecalibacterium*）、巨单胞菌属（*Megamonas*）、*Agathobacter* 属、小杆菌属（*Dialister*）、*Alistipes* 属的相对丰度则较大。这提示 *Prevotella*、*Lachnoclostridium*、*Phascolarctobacterium*、*Escherichia* 这 4 种类群的肠道菌可能与代谢产物 M1 呈正相关。

在能够发生乙酰化（M2）、氢化反应（M3）与羟基化反应（M4、M6）的组中，拟杆菌属（*Bacteroides*）、粪杆菌属（*Faecalibacterium*）、*Agathobacter* 属、*Alistipes* 属的相对丰度均较大。这表明上述 4 类肠道菌可能与柚皮苷的乙酰化、氢化与羟基化代谢呈正相关。

与 M7Neg 组相比，M7Pos 组中普氏菌属（*Prevotella*）、*Agathobacter* 属 2 种类群肠道微生物的相对丰度较大，提示其可能通过分泌相关的代谢酶催化柚皮苷经过脱氢反应转化成代谢产物 M7（芹菜素）。

在代谢产物 M12（HPPA）含量较高的志愿者粪便样品中，普氏菌属（*Prevotella*）、巨单胞菌属（*Megamonas*）、*Agathobacter* 属、*Alistipes* 属 4 类人体肠道菌的相对丰度占较大的比例。这表明上述 4 类肠道微生物可能与柚皮苷的 C 环裂解反应相关，从而能将柚皮苷代谢成 HPPA。

对于能够产生代谢产物 M13 的志愿者，其粪便样品中的拟杆菌属（*Bacteroides*）、粪杆菌属（*Faecalibacterium*）、小杆菌属（*Dialister*）、*Alistipes* 属、*Subdoligranulum* 属相对丰度所占的比例比不能够产生代谢产物 M13 的人群大。这提示上述 5 类人体肠道菌与 HPPA 的进一步代谢相关，可通过脱氧反应将 HPPA 代谢成更小的酚酸化合物。

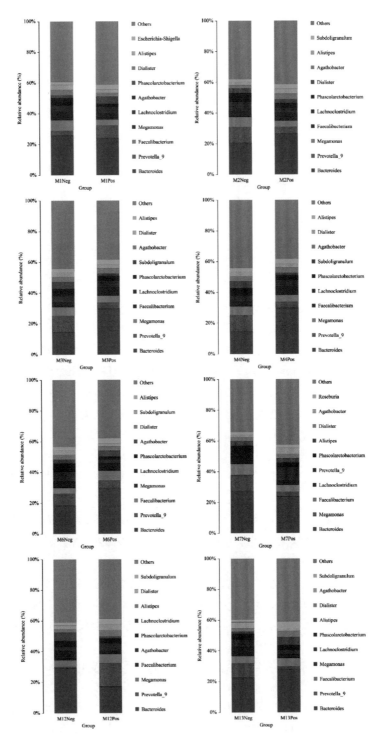

图 4-4　各组间在属水平上的物种分布

3．Alpha 多样性分析

使用 Mothur（1.30 版本）软件对样品进行 Alpha 多样性分析，主要评价指标包括 Chao1、Ace、Shnnon 与 Simpon 指数。其中，Chao1 与 Ace 指数用于反映样品的物种丰度，而 Shnnon 与 Simpon 指数则可以考察样品的物种多样性。30 位志愿者的肠道微生态 Alpha 多样性各项指数统计见表 4－5。

表 4－5　30 位志愿者的肠道微生态 Alpha 多样性各项指数统计

Sample ID	OTU	Ace	Chao1	Simpson	Shannon	Coverage
H01	112	202.3805	148.9091	0.1034	2.7284	0.9994
H02	220	224.9669	223.0000	0.0370	3.9581	0.9998
H03	225	232.3153	234.1000	0.0324	4.0416	0.9998
H04	123	137.9385	139.1538	0.2660	2.1597	0.9997
H05	146	167.9065	169.0769	0.1168	2.8525	0.9995
H06	207	222.4016	228.0833	0.0584	3.5309	0.9996
H07	162	173.1753	171.0000	0.1530	2.6766	0.9998
H08	195	200.9409	199.5833	0.0329	3.8967	0.9998
H09	125	139.6659	137.0000	0.1056	2.8840	0.9997
H10	205	226.0067	225.6471	0.0860	3.3023	0.9994
H11	207	226.2972	238.9091	0.1611	2.6847	0.9995
H12	150	157.6190	157.5000	0.1484	2.7163	0.9996
H13	166	187.4213	187.4286	0.0666	3.4129	0.9990
H14	91	101.9953	102.3750	0.0875	2.9334	0.9996
H15	101	126.1455	143.1667	0.0881	3.0113	0.9995
H16	179	201.2786	218.0000	0.0732	3.2950	0.9993
H17	152	166.9048	169.0000	0.0771	3.2708	0.9995
H18	126	177.7127	159.8333	0.1362	2.6829	0.9991
H19	138	158.7099	155.5000	0.1132	3.0157	0.9994
H20	123	128.4839	130.8571	0.1433	2.6541	0.9996
H21	126	144.1310	143.0000	0.1123	2.9825	0.9993
H22	153	172.2626	173.3125	0.2612	2.2768	0.9993
H23	168	183.3369	182.4375	0.0596	3.4223	0.9994
H24	191	208.9219	212.0833	0.0402	3.8243	0.9992
H25	142	181.7701	212.0000	0.0609	3.5605	0.9994

续上表

Sample ID	OTU	Ace	Chao1	Simpson	Shannon	Coverage
H26	146	175.9905	184.7500	0.1718	2.5852	0.9993
H27	227	235.2262	236.2308	0.0475	3.8484	0.9996
H28	73	119.6746	140.6667	0.1637	2.1468	0.9994
H29	122	129.7643	135.2000	0.0790	3.1309	0.9996
H30	191	199.3363	199.0769	0.0473	3.5711	0.9996

在上述 8 种代谢产物中，柚皮素是柚皮苷经过脱糖水解后的苷元，而 HPPA 为柚皮苷的 C 环裂解产物。各组的 Shannon 指数及其曲线比较见图 4-5 至图 4-12。从图中可以看出，对于代谢产物 M1（柚皮素）、M12（HPPA）、M13（PPA）含量较高组，其 Shannon 指数相对较大。这表明志愿者的肠道微生态物种多样性越高，其将柚皮苷转化成代谢产物 M1、M12、M13 的可能性越大，提示多种人体肠道菌都参与了柚皮苷的脱糖水解与 C 环裂解代谢反应。相反地，对于其他 I 相代谢产物 M2、M3、M4、M6、M7，其 Pos 组的 Shannon 指数则比 Neg 组低，提示 I 相代谢反应不是肠道微生物代谢柚皮苷的主要反应。脱糖基与 C 环裂解为黄酮类化合物经人体肠道微生物介导的主要代谢反应，许多肠道菌均能够分泌相关的代谢酶，催化黄酮类天然产物进行上述两种代谢反应。而羟基化、氢化代谢等 I 相代谢反应主要发生于肝脏中，不是肠道菌所介导的典型代谢反应，这与测序结果相吻合。

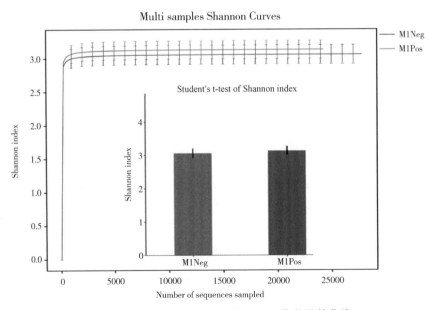

图 4-5　代谢产物 M1 组的 Shannon 指数及其曲线

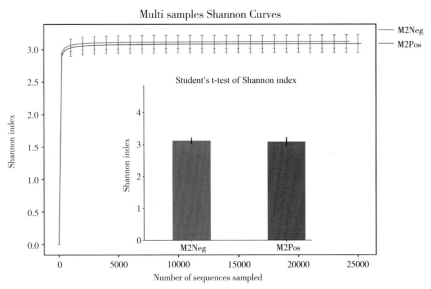

图 4 - 6　代谢产物 M2 组的 Shannon 指数及其曲线

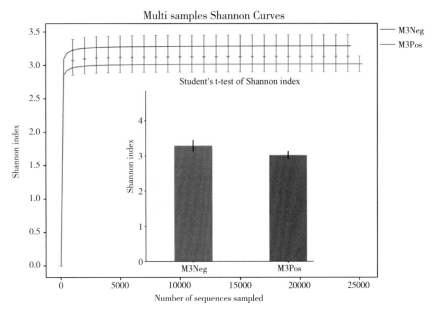

图 4 - 7　代谢产物 M3 组的 Shannon 指数及其曲线

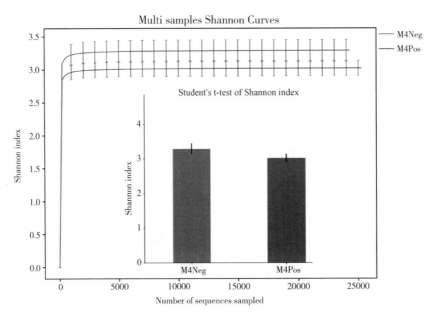

图 4 - 8　代谢产物 M4 组的 Shannon 指数及其曲线

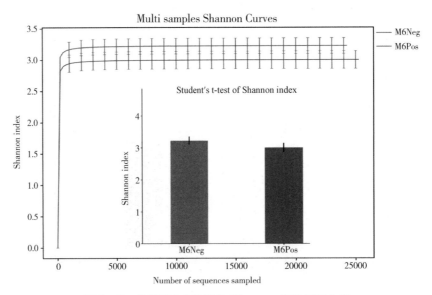

图 4 - 9　代谢产物 M6 组的 Shannon 指数及其曲线

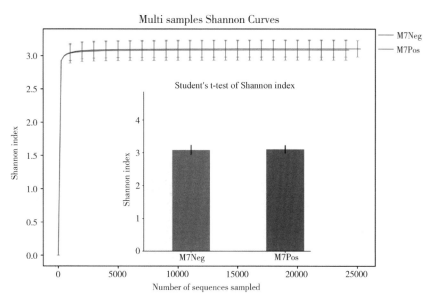

图 4 – 10　代谢产物 M7 组的 Shannon 指数及其曲线

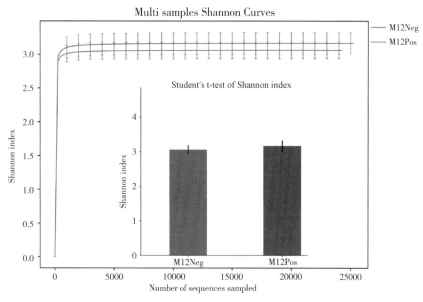

图 4 – 11　代谢产物 M12 组的 Shannon 指数及其曲线

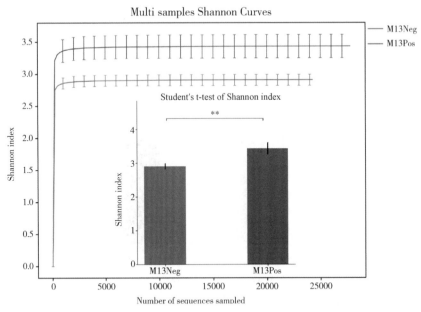

图 4 - 12 代谢产物 M13 组的 Shannon 指数及其曲线

4．Beta 多样性分析

通过 QIIME 软件对不同组的样品进行 Beta 多样性分析，采用 Binary Jaccard 距离矩阵算法，基于不同样品的 OTU 进行物种差异比较，通过非度量多维标定法（nonmetric multidimensional scaling，NMDS）对其开展降维分析，将不同样品以点的方式定位到具体位置上，以比较组间样品物种多样性的相似程度。点与点之间的距离越远，表明其物种组成差异越大。反之，点与点之间的距离越近，说明其物种组成差异越小。随后通过 Anosim（analysis of similarities）分析对组间 Beta 多样性差异进行显著性检验，所得 R 值越接近 1，越表明所分析组的组间差异大于组内差异。

对于代谢产物 M1、M2、M3、M4、M6、M7、M12、M13 的不同组样品，其 Beta 多样性分析结果见图 4 - 13、图 4 - 14，NMDS 分析的 Stress 值为 0.123，小于 0.2，表明结果可靠。从图 4 - 13 可以观察到不同代谢产物的组间均具有一定的差异性，但是其 Anosim 分析结果表明其组间差异不显著，提示组间也具有部分重合的地方。对于与代谢产物的产生呈正相关的 Pos 组，其组内样品相似度较高，样品聚集程度较高；而 Neg 组的组内样品离散程度较大。这可能与肠道微生态的复杂性有关，提示某些肠道菌能够催化多种反应，对黄酮类化合物柚皮苷进行代谢，而另一些肠道微生物则选择性地分泌相关种类酶，对柚皮苷进行生物转化。这两者的功能有部分重合，但也有其各自特殊的代谢酶谱。

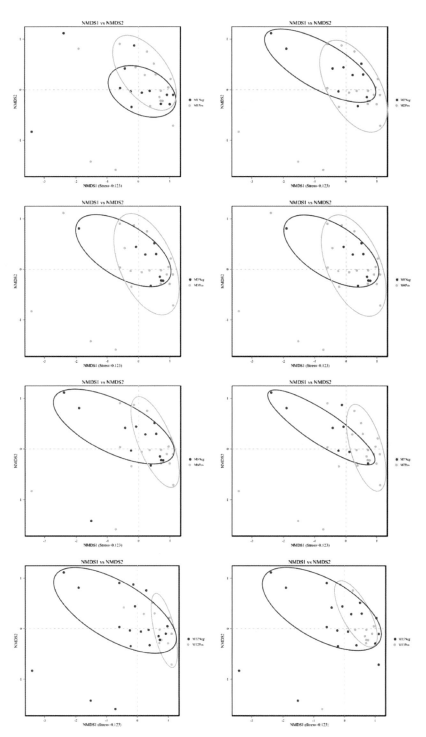

图 4 - 13　NMDS 分析

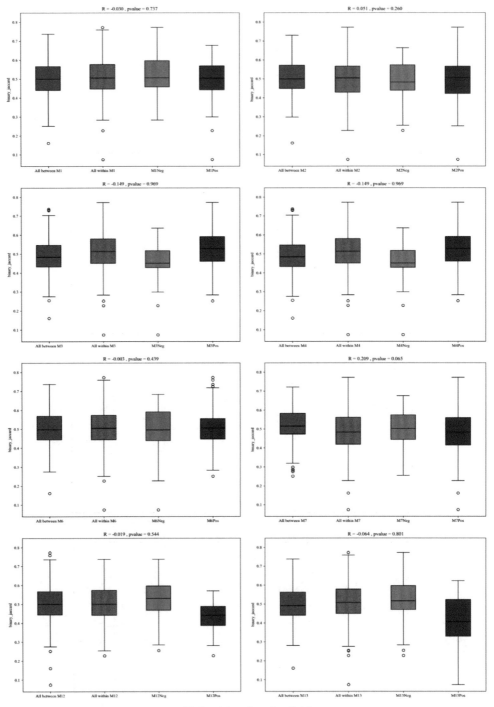

图 4 – 14　Anosim 分析

5. 组间差异物种（Biomarker species）分析

为了筛选出影响柚皮苷代谢及相应代谢产物的肠道微生物（群），对不同组进行了 LEfSe（line discriminant analysis effect size）分析，以 LDA 值大于 4 为阈值，并通过 Metastats 软件对筛选出来的组间差异物种进行显著性分析，结果见图 4 - 15 至图 4 - 22。

对于代谢产物 M1（柚皮素），与其呈正相关的人体肠道微生物有考拉杆菌属（*Phascolarctobacterium*）、氨基酸球菌科（Acidaminococcaceae）。对乙酰化代谢产物 M2，肠杆菌科（Enterobacteriaceae）微生物与其呈正相关。变形菌纲（gammaproteobacteria）则与氢化代谢反应（M3）、羟基化代谢反应（M4）呈正相关。代谢产物 M7 与普氏菌属（*Prevotella*）呈正相关。*Subdoligranulum* 属、产粪甾醇真细菌属（*Eubacterium coprostanoligenes*）则与代谢产物 M12（HPPA）呈正相关。对开环后的脱氧化反应（M13），*Alistipes* 属、理研菌科（Rikenellaceae）、瘤胃菌属（*Ruminococcaceae*）、*Subdoligranulum* 属微生物与之呈正相关。

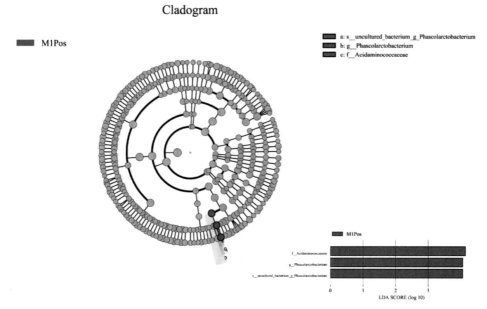

图 4 - 15　代谢产物 M1 的进化分枝图与差异物种

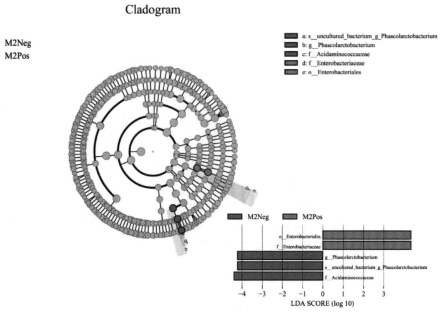

图 4 - 16　代谢产物 M2 的进化分枝图与差异物种

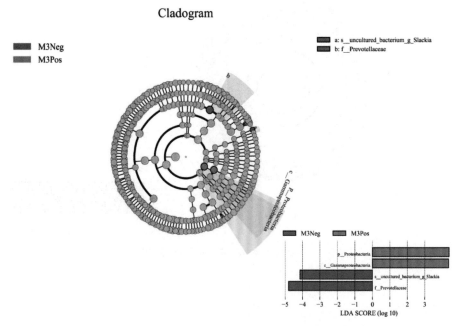

图 4 - 17　代谢产物 M3 的进化分枝图与差异物种

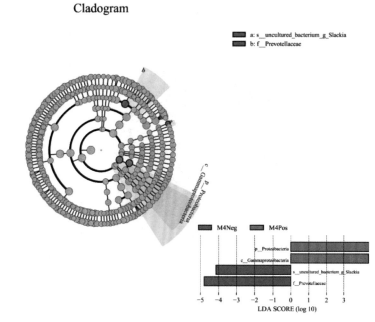

图 4 - 18 代谢产物 M4 的进化分枝图与差异物种

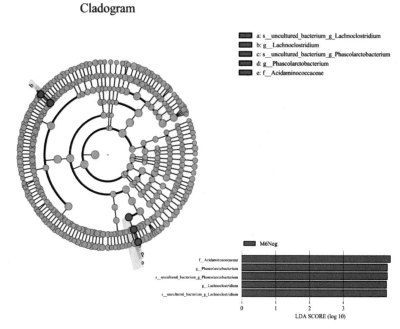

图 4 - 19 代谢产物 M6 的进化分枝图与差异物种

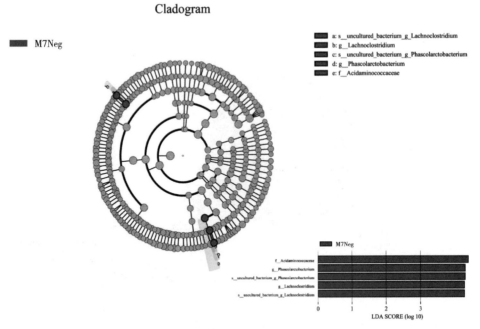

图 4 - 20　代谢产物 M7 的进化分枝图与差异物种

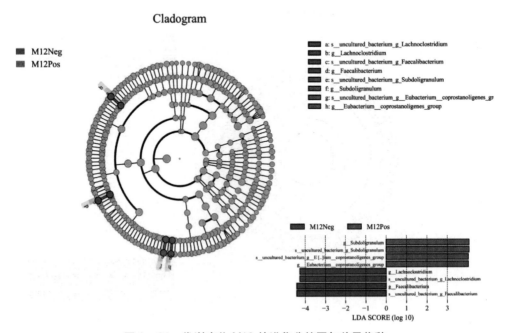

图 4 - 21　代谢产物 M12 的进化分枝图与差异物种

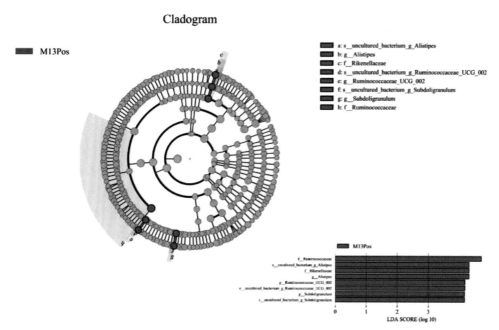

图4-22　代谢产物M13的进化分枝图与差异物种

第三节　本 章 小 结

　　人体肠道微生物的数量非常庞大，其组成也相当复杂，不同种属之间的肠道菌所分泌的代谢酶亦不尽相同。

　　近年来已有越来越多的研究报道表明肠道微生物能够对多种黄酮类化合物以及多酚类化合物进行代谢调控，所产生的代谢产物的活性与其原型化合物差异甚大，肠道微生物所介导产生的代谢转化过程可能是这些原型化合物防治多种疾病的关键调节机制之一。[32]

　　肠道微生态拥有巨大的基因池，能够编码表达多种多样的代谢酶，目前已知肠道菌能够分泌相关的代谢酶，介导黄酮类化合物的多种生物转化过程，包括脱糖水解反应、脱甲基化反应、脱羟基化反应、脱羧反应、环裂解反应等。[33]其中，脱糖水解、环断裂是厌氧菌代谢黄酮类化合物的主要代谢反应类型，可将黄酮类化合物代谢转化成分子量与极性均更小的化合物，以使其更容易被机体吸收入血，从而提高其口服生物利用度。这种代谢选择性是肠道菌与宿主协同进化的双赢结果。一方面，脱糖水解反应酶切下来的糖分子可以作为厌氧菌发酵的碳源；[34]另一方面，环裂解反应可以更好地保证能量供应过程中的电子传递。[35]

大多数植物中的黄酮类化合物均以糖苷的形式存在，其配糖体与糖分子结合的方式主要有 O - 连接与 C - 连接两种方式。总的来说，O - 糖苷可以被多种糖苷酶催化水解；而 C - 糖苷的结构则比较稳定，不容易被肠道菌水解。[36]近年来的研究发现，双歧杆菌科（Bifidobacterium）[37-40]、乳杆菌科（Lactobacillaceae）[38]、毛螺菌科（Lachnospiraceae）[41-43]与肠球菌科（Enterococcaceae）[44-45]这 4 类肠道微生物与 O - 糖苷的水解密切相关；尤以双歧杆菌（Bifidobacterium adolescentis、Bifidobacterium longum）、拟杆菌（Bacteroides ovatus、Bacteroides uniformis）、粪球菌（Enterococcus faecalis）与大肠杆菌（Escherichia coli）这 4 种肠道菌在人体肠道微生态中所占的相对比例较大。[46]上述 4 类肠道微生物分别隶属于不同的分类水平，且相对丰度较大，提示肠道微生物对 O - 黄酮苷的水解反应是普遍存在的。我们的研究也发现，在不同的志愿者中，肠道微生态的多样性越大，其将柚皮苷脱糖水解成柚皮素的含量越高，提示许多种类的肠道微生物都可以通过分泌糖苷酶介导柚皮苷的水解代谢。

通过关联分析，发现在柚皮苷的脱糖水解代谢产物 M1 含量较多的志愿者的粪便中，普氏菌属（Prevotella）、考拉杆菌属（Lachnoclostridium）、大肠杆菌属（Escherichia）、氨基酸球菌科（Acidaminococcaceae）4 类肠道微生物的相对丰度较大，提示除了杆菌与球菌外，拟杆菌也可能是介导柚皮苷水解成苷元柚皮素的潜在微生物。

糖苷酶是一种常见水解酶，能够催化多种糖分子的水解。现有报道发现不同肠道菌所合成与分泌的糖苷酶具有不同的结构。例如，双歧杆菌与乳杆菌所编码表达的 β 葡萄糖苷酶属于糖基水解酶家族 1 蛋白，[47]而溶纤维真细菌与毛螺菌所表达的 O - 糖苷酶则常常为二聚体结构。[48]这些糖苷酶的结构具有独特性，不同于常见的糖苷酶，提示由肠道微生物介导脱糖水解具有不一样的反应机制。除了 β 葡萄糖苷酶外，α 异鼠李糖苷酶也在多种乳杆菌（Lactobacillus acidophilus、Lactobacillus plantarum）与双歧杆菌（Bifidobacterium dentium）等肠道微生物中表达，[40,49-50]也能介导除含有葡萄糖分子之外的多种黄酮苷类化合物的脱糖水解反应。人体肠道微生物除了可以水解 O - 黄酮苷的糖分子之外，还被发现能够介导 C - 黄酮苷的水解反应。相较于 O - 糖苷的水解，C - 糖苷的水解反应比较罕见。大多数能介导 C - 黄酮苷发生脱糖水解反应的肠道微生物也能够催化 O - 糖分子的酶解，提示编码表达 C - 糖苷水解酶的基因可能是来源于 O - 糖苷酶编码基因的适应性演化。

在黄酮类化合物被水解成脱糖化的苷元后，人体肠道微生物会通过介导环裂解反应进一步将其代谢。现有报道表明，人体肠道微生物介导的黄酮类化合物开环代谢主要是裂解其 C 环，从而产生含 B 环与 A 环的两个芳香类化合物。其中，含 B 环结构的酚酸类化合物结构较稳定，不易发生更进一步的代谢。与之相反，含 A 环结构的中间代谢产物则较不稳定，会被肠道菌进一步代谢成短链脂肪酸。

　　人体肠道微生物可以催化介导黄酮类、黄酮醇类、异黄酮类、花青素等多种黄酮类化合物的 C 环断裂代谢，由于结构的差异，其最终产生的酚酸类化合物也各不相同，其代谢途径及产生的酚酸类代谢产物见图 4 - 23。

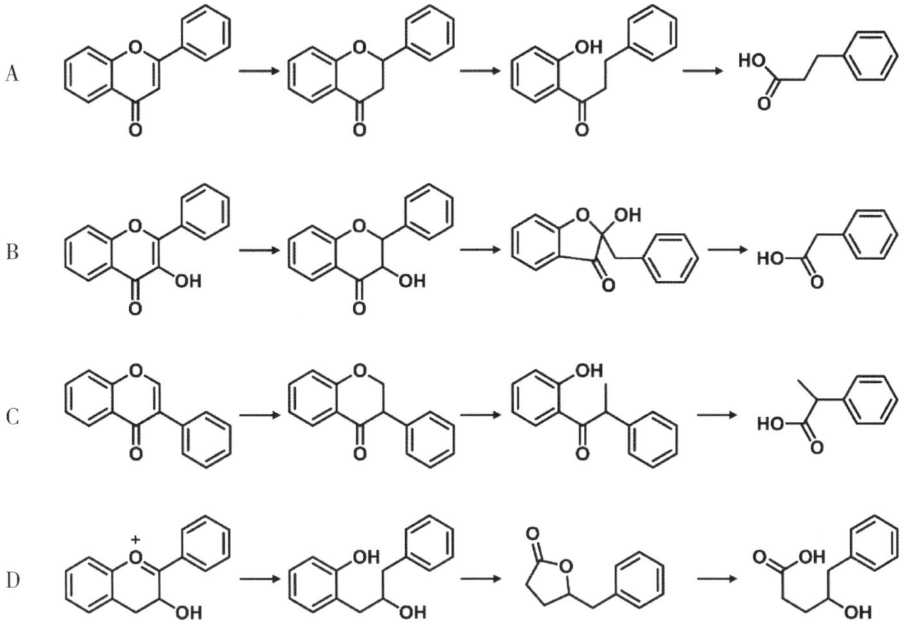

图 4 - 23　人体肠道微生物介导的黄酮类化合物 C 环裂解代谢途径
A：黄酮；B 黄酮醇；C：异黄酮；D：花青素。

　　综上所述，目前已知的能够介导黄酮类化合物 C 环裂解代谢的人体肠道微生物以红蝽菌科（Coriobacteriaceae）、乳杆菌科（Lactobacillaceae）、毛螺菌科（Lachnospiraceae）、瘤胃菌科（Ruminococcaceae）的为主。除了红蝽菌科外，其他 3 个科的肠道菌都属于厚壁菌门，其在人体肠道微生态中所占的相对丰度较大，在不同的人群中广泛分布与存在，[40]提示其介导的黄酮类化合物的 C 环裂解代谢反应是一种常见的人体肠道生物转化过程。除了厚壁菌门微生物外，拟杆菌门微生物是另一种主要的人体肠道菌，拟杆菌门微生物主要与黄酮类化合物的脱糖水解有关。

　　在前述研究中，发现柚皮苷能够被人体肠道微生物代谢并产生较多的 HPPA。进一步比较分析不同志愿者的肠道微生态组成，发现在 HPPA 产量较高的粪便样本中，普雷沃氏菌属（Prevotella）、巨单胞菌属（Megamonas）、Agathobacter 属、Alistipes 属、Subdoligranulum 属、产粪甾醇真细菌属（Eubacterium coprostanoligenes）与柚皮苷的 C 环裂解代谢有潜在的关联。

　　除了脱糖水解代谢产物柚皮素与 C 环裂解代谢产物 HPPA 外，研究还发现人体肠道微生物能够介导柚皮苷发生广泛的 I 相代谢反应，包括羟基化、氢化、脱羟基化反应等。这提示除了肝脏细胞色素 P450 酶外，人体肠道微生物还能合成并分泌相关的 I 相代谢酶介导柚皮苷的生物转化过程。

通过代谢产物与肠道微生态的关联分析，发现拟杆菌属（*Bacteroides*）、粪杆菌属（*Faecalibacterium*）、*Agathobacter* 属、*Alistipes* 属等肠道微生物与柚皮苷的 I 相代谢反应呈正相关。

总之，在本章研究中，通过 16S rRNA 基因测序获得了 30 位志愿者的肠道微生物的基因组信息，并对其肠道菌的种类及其所占丰度进行了分析。进一步将其与柚皮苷经人体肠道微生物介导产生的代谢产物进行关联分析，发现普氏菌属（*Prevotella*）、考拉杆菌属（*Lachnoclostridium*）、大肠杆菌属（*Escherichia*）、氨基酸球菌科（Acidaminococcaceae）肠道菌与柚皮苷的脱糖水解代谢产物柚皮素呈正相关。此外，还发现影响柚皮苷 C 环裂解代谢反应的人体肠道微生物为普氏菌属（*Prevotella*）、巨单胞菌属（*Megamonas*）、*Agathobacter* 属、*Alistipes* 属、*Subdoligranulum* 属、产粪甾醇真细菌属（*Eubacterium coprostanoligenes*）。而柚皮苷的 I 相代谢反应则由拟杆菌属（*Bacteroides*）、粪杆菌属（*Faecalibacterium*）、*Agathobacter* 属、*Alistipes* 属等肠道微生物参与调控。

上述研究进一步证实人体肠道微生物参与了柚皮苷的代谢调控过程。

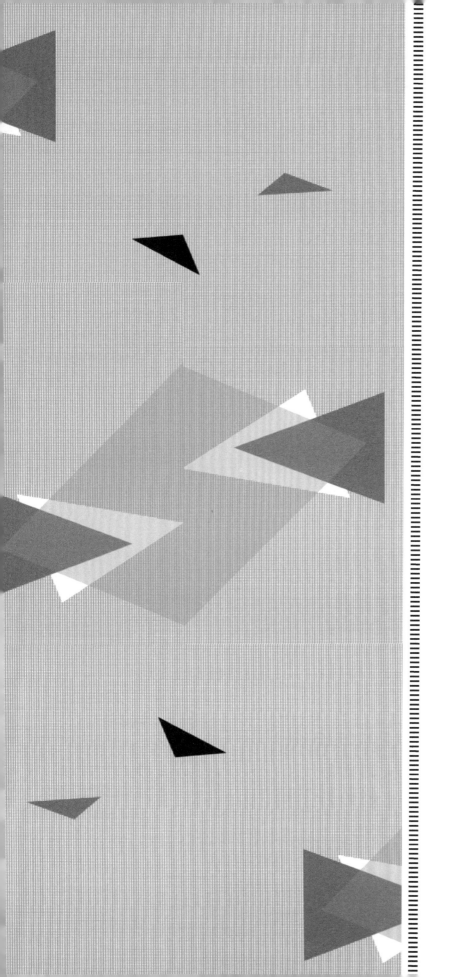

第五章　HPPA的药效研究

第一节　研究概述

　　急性肺损伤（acute lung injury，ALI）是一种发病率与死亡率均较高的呼吸系统疾病，其临床表现包括呼吸困难、血氧浓度过低、肺间质水肿与肺泡上皮的崩坏等。[51]目前普遍认为 ALI 的发病机理与体内氧化和炎症应激反应的失衡有密切关联，常常能够在 ALI 中观察到大量趋化因子与炎症因子的产生与聚集。[52]因此，对 ALI 的治疗手段通常从消除炎症的角度切入，目前临床上常用于治疗 ALI 的药物为糖皮质激素。尽管糖皮质激素能够调节并改善多种炎症反应过程，但是囿于其常伴有糖脂代谢紊乱、骨质疏松等不良反应，其应用范围与用药安全已经引起担忧。[53-54]亟须寻找并筛选出新的药物分子用于 ALI 的临床治疗，从而最大限度减轻 ALI 患者的病痛与降低死亡率，并尽量避免药物引起的副作用。

　　本团队前期的研究表明：口服给药后，柚皮苷在呼吸系统方面的主要药效是镇咳、祛痰、抗炎。整体动物实验均表明柚皮苷对多种急性、慢性呼吸道炎症具有良好的防治效果。柚皮素与 HPPA 是柚皮苷经人体肠道微生物介导产生的主要代谢产物。其中，柚皮素已被证实是柚皮苷发挥镇咳与祛痰药效的物质基础。但目前尚不清楚 HPPA 在呼吸系统方面的生物活性。本章内容考察 HPPA 在防治肺部急性炎症方面的药效作用，进而评价 HPPA 是否对柚皮苷的抗炎作用有贡献，进一步阐明柚皮苷在体内的药效及作用机制。

第二节　HPPA 的镇痛、抗炎药效研究

【实验材料】

（一）仪器

本章实验所用仪器设备见表 5-1。

表 5 - 1　实验所用仪器设备

仪器名称	型号	品牌
台式高速离心机	Centrifuge 5415R	德国 Eppendorf 公司
半微量电子天平	MS205DU	瑞士 Mettler Toledo 公司
组织匀浆仪	T10 basic	德国 IKA 公司
去离子超纯水仪	Simplicity	美国 Millipore 公司
多孔超微量核酸蛋白分析仪	Epoch	美国 Biotek 公司
数字控温烘箱	UFE 400	德国 Memmert 公司
动物呼吸功能检测系统	MA1320	美国 Buxco 公司

（二）试药

柚皮苷（纯度≥95%，美国 Sigma-Aldrich 公司）、对羟基苯丙酸（纯度≥98%，美国 Sigma-Aldrich 公司）、辣椒素（货号：N65430，上海吉至生化科技有限公司）、枸橼酸（货号：C21030，上海吉至生化科技有限公司）、脂多糖（来源于大肠杆菌，O55：B5，美国 Sigma-Aldrich 公司）、戊巴比妥钠（货号：LMM03057，南京罗迈美生物科技有限公司）、乙醇（分析纯，广州化学试剂厂）、甲苯（分析纯，广州化学试剂厂）、苏木精（货号：H69840，上海吉至生化科技有限公司）、伊红（E91810，上海吉至生化科技有限公司）、石蜡（货号：327212，美国 Sigma-Aldrich 公司）、MPO 含量 ELISA 检测试剂盒（货号：SEA601Mu，美国 Cloud-Clone 公司）、MPO 活力检测试剂盒（货号：ab105136，美国 Abcam 公司）、小鼠 IL-1α 含量 ELISA 检测试剂盒（货号：PI561，上海碧云天生物科技有限公司）、小鼠 IL-1β 含量 ELISA 检测试剂盒（货号：PI301，上海碧云天生物科技有限公司）、小鼠 IL-18 含量 ELISA 检测试剂盒（货号：PI553，上海碧云天生物科技有限公司）、细胞凋亡蛋白酶 Caspase-1 活性检测试剂盒（货号：C1101，上海碧云天生物科技有限公司）、细胞凋亡蛋白酶 Caspase-3 活性检测试剂盒（货号：C1115，上海碧云天生物科技有限公司）、Ac-YVAD-pNA（货号：P9701，上海碧云天生物科技有限公司）、Ac-DEVD-pNA（货号：P9710，上海碧云天生物科技有限公司）、LDH 活力检测试剂盒（货号 A020 - 2 - 2，南京建成生物工程研究所有限公司）、蛋白酶磷酸酶抑制剂混合物（货号：P1048，上海碧云天生物科技有限公司）、RIPA 裂解液（货号：P0013B，上海碧云天生物科技有限公司）、BCA 蛋白浓度测定试剂盒（货号：P0009，上海碧云天生物科技有限公司）、4% 组织细胞固定液（货号：AP1110，上海吉至生化科技有限公司）。

（三）实验动物

动物实验经中山大学实验动物管理与使用委员会（Institutional Animal Care and Use Committee，Sun Yat-sen University）审核并批准（动物实验伦理审查同意书批准编号：SYSU-IACUC-2020 - 000092），符合国家实验动物福利伦理的相关规定，并尽可能地减轻实验过程中动物的痛苦与减少实验动物使用数量。

SPF 级健康雄性 BALB/c 小鼠（8 周龄，体重约 20 g），由长沙市天勤生物技术有限公司提供［动物生产许可证号：SCXK（湘）2019－0014］，饲养于中山大学实验动物中心［动物使用许可证号：SYXK（粤）2016－0112］SPF 级动物房。饲养条件：12 h 暗/12 h 亮照明循环、恒温恒湿条件、标准实验饲料与饮用水饲养。

清洁级健康雄性豚鼠（体重约 400 g），由广州市花都区花东信华动物养殖场提供［动物生产许可证号：SCXK（粤）2019－0023］，饲养于中山大学实验动物中心［动物使用许可证号：SYXK（粤）2016－0112］清洁级动物房。饲养条件：12 h 暗/12 h 亮照明循环、恒温恒湿条件、标准实验饲料与饮用水饲养。

【实验部分】

（一）实验步骤

1. 受试药物的配制

（1）柚皮苷溶液的配制：精确称取柚皮苷适量，加无菌磷酸盐缓冲液（phosphate buffer，PBS）配制成浓度为 18 mg/mL 的溶液。

（2）HPPA 溶液的配制：精确称取对羟基苯丙酸适量，加无菌 PBS 配制成浓度为 5.16 mg/mL 的溶液。

（3）辣椒素溶液的配制：精确称取辣椒素适量，加适量乙醇使其完全溶解后，加无菌 PBS 配制成浓度为 0.5 mmol/L 的溶液。

（4）枸橼酸溶液的配制：精确称取枸橼酸适量，加无菌 PBS 配制成浓度为 0.8 mol/L 的溶液。

（5）LPS 溶液的配制：精确称取脂多糖适量，加无菌 PBS 配制成浓度为 0.8 mg/mL 的溶液。

（6）戊巴比妥钠溶液的配制：精确称取戊巴比妥钠适量，加无菌 PBS 配制成浓度为 6.5 mg/mL 的溶液。

2. 豚鼠咳嗽模型

（1）动物分组：豚鼠在清洁级动物房饲养适应 1 周后开始分组，所有动物随机分成生理盐水组（Saline group）、柚皮苷给药组（YPG group）、对羟基苯丙酸给药组（HPPA group）3 组，每组 6 只（$n=6$）。

（2）动物给药：咳嗽造模前 1 h，各组动物口服灌胃对应的受试药物。其中，生理盐水组口服灌胃生理盐水，柚皮苷给药组口服灌胃 YPG（给药剂量为 180 mg/kg），对羟基苯丙酸给药组口服灌胃 HPPA（给药剂量为 51.6 mg/kg）。

（3）动物造模：各组动物在口服灌胃相应受试药物 1 h 后，将其置于动物呼吸功能检测腔中记录咳嗽次数。其中，辣椒素或枸橼酸雾化腔体时间为 3 min，雾化后记录时间为 6 min，总共记录时间为 9 min。

3. 小鼠急性肺损伤模型

（1）动物的分组：小鼠在 SPF 级动物房饲养适应 1 周后开始分组，所有小鼠随机分成空白对照组（Blank group）、模型组（Model group）、柚皮苷给药组（YPG group）、对羟基苯丙酸给药组（HPPA group）4 组，每组 14 只（$n=14$）。

（2）动物给药：造模前，各组动物连续 3 天口服灌胃对应的受试药物，每天 1 次。其中，空白对照组与模型组口服灌胃无菌 PBS，柚皮苷给药组口服灌胃 YPG（给药剂量为 180 mg/kg），对羟基苯丙酸给药组口服灌胃 HPPA（给药剂量为 51.6 mg/kg）。

（3）动物造模：各组动物在最后一次口服灌胃相应受试药物 3 h 后，通过腹腔注射戊巴比妥钠溶液（给药剂量为 65 mg/kg）对其进行麻醉。动物完全麻醉后，观察其呼吸状态，待其呼吸平稳均匀时，将动物身体保持垂直仰卧体位。对模型组、柚皮苷给药组、对羟基苯丙酸给药组小鼠，通过鼻腔滴注的方式缓慢滴入 50 μL 的 LPS 溶液（0.8 mg/mL），而空白对照组则鼻腔滴注 50 μL 的 PBS。在鼻腔滴注完成后，将动物保持垂直体位 1 min，以确保滴注溶液完全进入肺部组织。各组小鼠在造模 24 h 后，通过安乐死的方式处死，其中，半数动物马上剖开胸腔，迅速将其肺部组织剥离并置于液氮中速冻，用于生化指标的检测；另一半动物则通过肺部气管结扎的方式，用 4% 组织细胞固定液将肺部充分灌注后剥离全肺，置于 4% 组织细胞固定液中保存，用于病理切片。

4. ALI 小鼠肺组织石蜡切片与 HE 染色

取经过 4% 组织细胞固定液固定后的小鼠肺组织，经过不同浓度的乙醇（从低浓度到高浓度）梯度脱水后，用甲苯透化。待组织完全透化后用石蜡浸润并包埋，随后将包埋好的蜡块切片（厚度为 5 μm），最后按照标准染色操作步骤将切片进行 HE 染色。

5. ALI 小鼠肺组织湿重/干重比值的测定

用滤纸将小鼠的肺组织表面的液体擦拭干净，随后将其置于电子天平上准确称定肺组织的湿重。在记录好肺组织的湿重后，将其置于恒重干燥皿中，随后于 80 ℃ 烘箱中烘干水分 48 h。待其恒重后［恒重标准依据《中华人民共和国药典》（简称《中国药典》）相关规定，即连续两次干燥后称重的差异在 0.3 mg 以下］，置于电子天平上精确称定总重量（干燥后的肺组织加上称量皿的重量），该总重量减去称量皿的重量，即得肺组织的干重。计算肺组织的湿重/干重的比值，以评价小鼠的肺部水肿程度。

6．ALI 小鼠肺组织蛋白的提取

称定小鼠的肺组织约 30 mg，记录其精确重量。随后将其置于离心管中，加入裂解液（曲拉通 X－10：PBS＝1：1000，v/v），用组织匀浆仪将肺组织彻底匀浆至无明显组织碎块，上述操作全部在冰盒上进行。将上述组织裂解液置于 －80 ℃ 冰箱放置过夜后，于 4 ℃ 条件下以 15000 r/min 离心 30 min，将离心后的上清液转移至新的离心管并冻存于 －80 ℃ 条件下备用。

7．ALI 小鼠肺组织 MPO 活力的测定

取 "6. ALI 小鼠肺组织蛋白的提取" 项下的肺组织蛋白上清液 5 μL，按照骨清过氧化物酶（myeloperoxidase，MPO）活力检测试剂盒的标准操作测定小鼠肺组织的 MPO 活力。

8．ALI 小鼠肺组织 LDH 活力的测定

取 "6. ALI 小鼠肺组织蛋白的提取" 项下的肺组织蛋白上清液适量，按照 BCA 蛋白浓度测定试剂盒的标准操作测定其蛋白浓度后，将其稀释成 0.8 μg/μL，取 50 μL 按照乳酸脱氢酶（lactate dehydrogenase，LDH）活力检测试剂盒的标准操作测定小鼠肺组织的 LDH 活力。

9. ALI 小鼠肺组织 MPO、IL-18、IL-1α、IL-1β 含量的 ELISA 测定

取 "6. ALI 小鼠肺组织蛋白的提取" 项下的肺组织蛋白上清液适量，按照 BCA 蛋白浓度测定试剂盒的标准操作测定其蛋白浓度后，将其稀释成 0.5 μg/μL，取 100 μL 按照 ELISA 测定试剂盒的标准操作测定小鼠肺组织的 MPO、IL-18、IL-1α、IL-1β 含量。

10. ALI 小鼠肺组织细胞凋亡酶 Caspase-1 与 Caspase-3 活性的测定

取 "6. ALI 小鼠肺组织蛋白的提取" 项下的肺组织蛋白上清液适量，按照 BCA 蛋白浓度测定试剂盒的标准操作测定其蛋白浓度后，将其稀释成 1 μg/μL，取 50 μL 按照细胞凋亡酶活性检测试剂盒的标准操作测定小鼠肺组织 Caspase-1 与 Caspase-3 的活性。

11．数据统计分析

采用 GraphPad Prism 软件（6.0 版本，加拿大 GraphPad 软件公司）对数据进行统计分析，数据表示方式为平均值（Mean）±平均值的标准偏差（standard error of mean，SEM），通过单因素方差分析（analysis of variance，ANOVA）进行显著性统计，p 小于 0.05 表示组与组之间具有显著性差异。

（二）实验结果

1. HPPA 对柚皮苷的镇咳药效作用没有贡献

柚皮素是柚皮苷发挥镇咳药效的物质基础，作为柚皮苷经人体肠道微生物介导产生的另一个主要代谢产物，HPPA 是否也对柚皮苷的镇咳药效有贡献作用呢？目前对此尚无文献报道。我们通过辣椒素与枸橼酸诱导的豚鼠咳嗽模型，比较了等摩尔剂量给药柚皮苷与 HPPA 的镇咳活性，结果见图 5 - 1、图 5 - 2。结果表明，柚皮苷给药后，能够有效地减少模型动物的咳嗽次数（与生理盐水组相比，$p < 0.01$）。但 HPPA 给药组动物的咳嗽次数与生理盐水组比较，无统计学差异；提示 HPPA 不具有镇咳的生物活性，对柚皮苷的镇咳药效作用没有贡献。

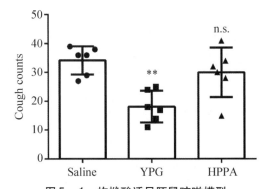

图 5 - 1 枸橼酸诱导豚鼠咳嗽模型

与生理盐水组相比，$**p < 0.01$；n. s. 无显著性差异。

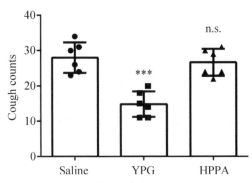

图 5 - 2 辣椒素诱导豚鼠咳嗽模型

与生理盐水组相比，$***p < 0.001$；n. s. 无显著性差异。

2. HPPA 能够改善 LPS 诱导 ALI 小鼠的肺部病理损伤

脂多糖（lipoplysaccharide，LPS）是细菌细胞壁的主要组成成分，主要来源于革兰氏阴性菌，是目前常用于诱发小鼠急性肺部损伤的造模试剂。[55] LPS 经过鼻腔滴注后，会沿着呼吸道到达小鼠的肺部，进而进入肺部各级血管，通过血液循环流经整个肺组织，最终引发毛细血管通透性变大、肺泡间质水肿及多种免疫细胞的激活与聚集等生理学或病理学改变。[56] 肺部组织的形态学与病理学病变既可以直观反映 ALI 动物造模的成功与否，也是评价药物防治 ALI 药效的重要指标。HE 染色是最常见的病理染色技术，其中苏木精为碱性染料，能够使细胞核中的嗜碱性物质着蓝紫色；伊红为酸性染料，能够使细胞质中的嗜酸性物质着红色。HE 染色可以明显地将组织的形态结构展示出来。我们对各组实验动物进行了肺部组织 HE 病理染色，结果见图 5－3。在模型组中，能够观察到 ALI 小鼠的肺组织存在着明显的病理损伤，包括肺泡破损、间质炎症、炎症细胞的浸润与出血等急性肺部损伤症状，表明造模成功，LPS 能够诱导小鼠 ALI 的发生。而 HPPA 预防给药后能够有效地改善 ALI 小鼠的肺部病理损伤，从而维持 ALI 小鼠肺部组织形态的完整并减少病理变化，并且效果与等摩尔剂量给药的柚皮苷组无明显差异，提示 HPPA 可以有效改善由 LPS 导致的小鼠急性肺部病理损伤。

3. HPPA 能够减轻 LPS 诱导 ALI 小鼠的肺水肿

肺部组织水肿是 ALI 小鼠重要的病理损伤标志，常伴随有肺泡上皮脱落、肺泡间质充盈与蛋白液外渗等实质性病变，[57] 其出现预示了后续多种炎症的发生。本章实验考察了小鼠肺组织湿重/干重比以评价 ALI 小鼠的肺水肿情况，结果见图 5－4。与空白对照组比较，经 LPS 鼻腔滴注造模后的模型组小鼠，其肺组织湿重/干重的比值显著增高（$p < 0.001$），表明造模成功，ALI 小鼠中存在明显的肺部水肿。在柚皮苷、HPPA 连续 3 天预防给药后，ALI 小鼠肺水肿等级显著降低（与模型组相比，$p < 0.001$），提示 HPPA 与柚皮苷一样，均能够有效地改善 ALI 小鼠的肺水肿，表明 HPPA 能够保护肺泡毛细血管的内皮完整性，有助于维持肺部完整的形态。

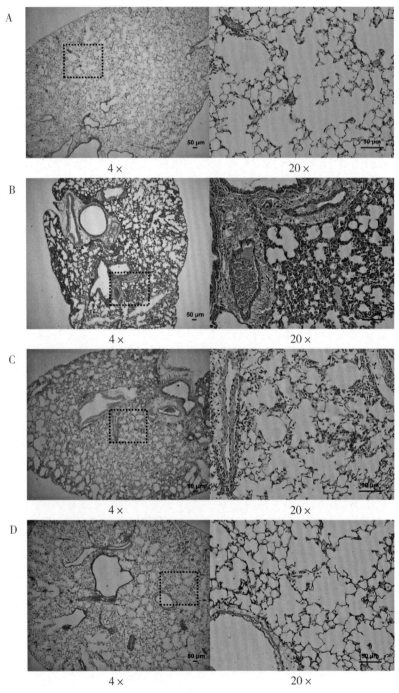

图 5 - 3　肺组织病理切片 HE 染色（比例尺：50 μm）

A：空白对照组；B：模型组；C：柚皮苷给药组；D：HPPA 给药组。

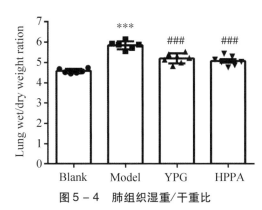

图 5 - 4　肺组织湿重/干重比

与空白组比较，$***p < 0.001$；与模型组比较，$###p < 0.001$。

4. HPPA 能够减少 LPS 诱导 ALI 小鼠肺组织炎症因子的过表达

LPS 在进入肺部后，会被机体的固有免疫细胞所识别，后者通过其 Toll 样受体 4（Toll-like receptor 4，TLR-4）与 LPS 结合，激活先天免疫细胞并促使其大量合成与释放细胞因子及炎症促进因子，进而导致肺部急性炎症的发生。[58] 尽管固有免疫对 LPS 的免疫应答能够在一定程度上起到清除 LPS 的作用，但是过量炎症促进因子与细胞因子的释放及其长时间的浸润，最终会导致肺组织的严重损伤甚至器官的衰竭与死亡，所以防治 ALI 可以通过抑制上述炎症促进因子的过表达实现。

在众多的促炎细胞因子中，IL-1β、IL-18 被报道与急性肺损伤密切相关，其过量的表达会导致重症患者的死亡，因而尤为受到关注。[59] 已有报道证明 IL-1β 不仅能够促进炎症的发生，还可以通过下调肺上皮细胞的钠离子通道诱导肺组织水肿的发生。[60] 此外，IL-18 的过表达也被证实能够导致急性呼吸窘迫综合征（acute respiratory distress syndrome，ARDS）的出现。[61]

机体内的 NLRP3（NOD-like receptor family pyrin domain containing 3）炎性小体是一种胞质模式识别受体，由 NOD 样受体家族蛋白 NLRP3、凋亡相关微粒蛋白（apoptosis-associated speck-like protein containing CARD，ASC）与细胞凋亡酶 Caspase-1 前体组成。[62] NLRP3 炎性小体能够被病原体相关分子模式（pathogen-associated molecular pattern，PAMP）与损伤相关分子模式（damage-associated molecular pattern，DAMP）所激活，在 LPS 的刺激下，细胞凋亡酶 Caspase-1 前体会自发激活并切割产生成熟的 Caspase-1。Caspase-1 可以进一步将细胞因子 IL-1β 与 IL-18 前体酶切成具有活性的 IL-1β 与 IL-18。[63-64] 成熟的 IL-1β、IL-18 能够放大机体对外源性刺激的应答并促进与募集更多的 IL-1α、IL-6、肿瘤坏死因子 α（tumor necrosis factor α，TNF-α）、单核细胞趋化蛋白 1（monocyte chemotactic protein，MCP-1）等细胞因子与趋化因子，[65] 进而募集许多炎性细胞尤其是中性粒细胞在组织的浸润，最终导致肺部急性炎症的产生。[66] 此外，IL-1α 与 IL1-β 一样，同属于 IL-1 细胞因子家

族，分别由各自的基因 *Il1a* 与 *Il1b* 编码表达。[67]近来也有研究表明 IL-1α 在 LPS 的刺激下，也能过表达，其机制可能与肺泡的巨噬细胞相关，由 CD14 – P2x7R – CA^{2+}通路调控。[68]IL-1α 的过表达也能够引起急性肺部炎症，导致肺组织的损伤与坏死。[69-70]因此，减少 IL-1α、IL-1β、IL-18 的过表达能够有效减少 ALI 的炎症反应。我们通过 ELISA 检测了空白对照组、LPS 诱导的 ALI 模型组、柚皮苷与 HPPA 预防给药组小鼠肺组织中 IL-1α、IL-1β、IL-18 的含量（见图 5 – 5 至图 5 – 7）。与空白对照组相比，LPS 诱导的 ALI 模型组小鼠肺组织中 3 种细胞因子 IL-1α、IL-1β、IL-18 均显著增多（$p < 0.001$），表明 LPS 确实能够促进小鼠肺组织细胞因子的过表达，进而导致急性肺部炎症与损伤。柚皮苷、HPPA 均能够有效降低 ALI 小鼠肺组织 IL-1α、IL-1β、IL-18 含量（与模型组比较，$p < 0.05$），提示 HPPA 与柚皮苷一样，能够显著改善 LPS 诱导的 ALI 炎症。

尽管阻断 IL-1β 或者 IL-18 的表达能够改善不同小鼠模型的肺组织损伤，[71-73]但是越来越多的证据表明单独抑制 IL-1β 或者 IL-18 的过表达对于 ALI 的治疗效果并不理想，提示 IL-1β 与 IL-18 具有协同作用，同时抑制二者的过表达才能有效地减少肺部炎症及相关损伤。[74-75]NLRP3 炎性小体作为调控 IL-1β、IL-18 成熟与分泌的上游靶点，可以通过其特异性抑制剂来抑制 IL-1β、IL-18 的过表达，从而起到对抗急性肺损伤的效果。[76-78]但是，因其具有许多免疫抑制剂共有的副作用，故在临床上的应用具有很大的风险，目前仍不可行。目前亟须寻找安全有效的靶点通路与药物分子来同时抑制 IL-1β、IL-18 的过表达，更好地治疗临床急性肺损伤患者。已有研究表明哺乳动物的雷帕霉素靶蛋白（mammalian target of rapamycin, mTOR）是调控 NLRP3 炎性小体功能的上游靶点，抑制 mTOR 的活性可以下调 NLRP3 炎性小体的活性。[79-81]也有报道显示 mTOR 还能通过抑制 p65 的磷酸化来调控核转录因子 NF-κB 的活性以减少细胞因子 IL-1β、IL-18 的分泌，[82-83]因此 mTOR 是用于筛选治疗 ALI 药物分子的理想通路。

巨噬细胞在病原因素的刺激下，会显著活化并分泌大量的 IL-1β、IL-18，这些细胞因子的过表达是引发与加剧炎症的关键。[84]对于 RAW 264.7 系巨噬细胞，柚皮苷能够有效地抑制由 LPS 刺激所引发的包括 IL-8、MCP-1 与巨噬细胞炎症蛋白 1α（macrophage inflammatory protein-1α, MIP-1α）在内的细胞因子的释放。[85]巨噬细胞可能也是筛选 ALI 防治药物的关键靶点之一。

在本章的研究中，我们发现 HPPA 预防性给药后能够同时显著降低由 LPS 诱导的 ALI 小鼠肺组织中 IL-1α、IL-1β、IL-18 的含量，表明 HPPA 可以有效地改善 ALI 的肺部炎症侵袭，且其作用机制可能与巨噬细胞和 mTOR 的相关通路有关，是一种理想的治疗 ALI 的候选药物分子。

本团队前期研究发现，柚皮苷能够通过抑制 NF-κB 的活性以改善 ALI 小鼠的肺损伤，而 HPPA 作为柚皮苷经人体肠道微生物介导产生的主要代谢产物，提示肠道微生物可能通过参与柚皮苷的代谢从而调节其生物活性。人体肠道微生物代谢柚皮苷产生的 HPPA，可能是柚皮苷防治肺部炎症的药效物质基础之一。

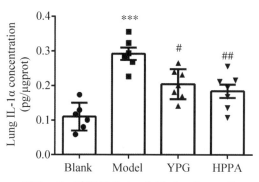

图 5 - 5　肺组织 IL-1α 含量（pg/μgprot）

与空白对照组比较，***p<0.001；与模型组比较，#p<0.05，##p < 0.01。

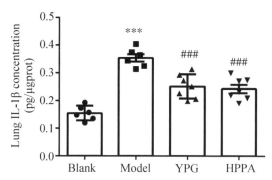

图 5 - 6　肺组织 IL-1β 含量（pg/μgprot）

与空白对照组比较，***p<0.001；与模型组比较，###p<0.001。

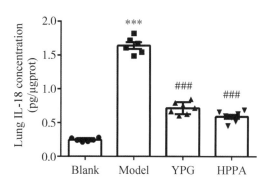

图 5 - 7　肺组织 IL-18 含量（pg/μgprot）

与空白对照组比较，***p<0.001；与模型组比较，###p<0.001。

5. HPPA 能够降低 LPS 诱导 ALI 小鼠肺组织 MPO 的含量及其活力

在 LPS 的刺激下，ALI 模型小鼠会出现明显的肺水肿与多种细胞因子的过表达。一方面，肺部组织发生水肿后，肺泡表皮的破坏与脱落会造成大量中性粒细胞的泄露；另一方面，过量的细胞因子 IL-1α、IL-1β、IL-18 的作用也会招募与富集更多的中性粒细胞到达损伤的肺组织，继而引发级联反应，导致出现急骤剧烈的肺部炎症。中性粒细胞的暴增与在病灶组织部位的富集是急性肺部炎症的一个重要发病机理。[86-87] MPO 主要存在于中性粒细胞的胞内分泌颗粒泡中，其表达与活性被认为是中性粒细胞迁移与附着的标志。[88] 在机体对抗病原微生物的过程中，中性粒细胞的胞质颗粒 MPO 会被转移到吞噬体中，进而发挥其清除过氧化氢（H_2O_2）等活性氧（ROS）与氯化物的作用，其反应产物次氯酸、羟基、臭氧等均具有生物毒性，会攻击机体组织并造成其损伤。[89] 有文献报道，[90] 通过基因敲除的方法沉默了小鼠的 MPO 表达，结果发现在 LPS 的刺激下，MPO（-/-）小鼠的急性肺损伤状况得到有效的改善，并观察到中性粒细胞的富集明显减少与细胞因子及趋化因子含量的显著降低。因此，MPO 是治疗 ALI 的重要靶点之一，抑制其表达与活性可以有效改善 LPS 引起的急性肺损伤。

我们考察了 HPPA 预防给药对 LPS 刺激的 ALI 小鼠 MPO 的表达及其活力情况（图 5-8、图 5-9），发现在 LPS 诱导的 ALI 模型小鼠的肺组织中，其 MPO 显著过表达且活力明显增高（与空白对照组相比，$p < 0.001$）。但在连续 3 天的 HPPA 预防给药后，ALI 小鼠 MPO 的表达与活力均有明显下调（与模型组相比，$p < 0.001$），表明 HPPA 能够通过抑制 MPO 的表达及其活力从而改善由 LPS 诱导的小鼠急性肺部损伤，其作用机理可能与 HPPA 抗氧化活性有关。

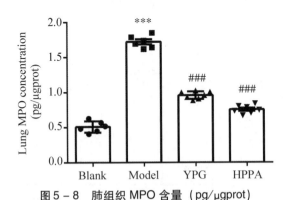

图 5-8　肺组织 MPO 含量（pg/μgprot）

与空白对照组比较，*** $p < 0.001$；与模型组比较，### $p < 0.001$。

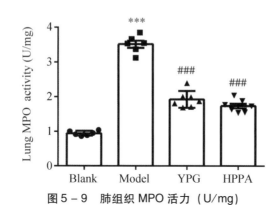

图5-9　肺组织MPO活力（U/mg）

与空白对照组比较，***$p < 0.001$；与模型组比较，###$p < 0.001$。

6. HPPA 能够下调 LPS 诱导 ALI 小鼠肺组织 LDH 的活力

LDH 广泛分布在人体的多种组织中，是一种四聚体复合蛋白，由 A、B 两个单元（分别由 LDH-A、LDH-B 基因编码表达）组合而成。LDH 是机体内一种重要的无氧糖酵解酶，无氧糖酵解过程常常伴随着 NADH 的氧化，使 NADH 脱氢成为 NAD^+，能够为机体细胞提供能量。LDH 被发现在多种肿瘤细胞中过表达，其活性的增强能够促进肿瘤细胞对缺氧环境的耐受程度，与肿瘤细胞的继发性生长及转移密切相关，现已被广泛当作一种肿瘤诊断标记物。[91]当机体组织处于损伤状态时，LDH 的表达与活力常常有显著提高。当小鼠处于 LPS 刺激下，其肺组织中 LDH 活力明显增高，[92-94]提示 LDH 既是评价 ALI 的病理损伤指标，同时也可作为防治 ALI 的一个潜在调控靶点。

为了考察 HPPA 是否能够通过抑制 LDH 的活力来改善 LPS 所致小鼠急性肺组织损伤，我们测试了各组小鼠肺组织中 LDH 的活力，结果见图5-10。与空白对照组相比，模型组动物肺组织中 LDH 活性显著升高（$p < 0.001$），表明造模成功。这提示 LPS 能够造成急性肺缺氧，进而导致 LDH 的上调以解决局部肺组织的能量供应。当 ALI 小鼠预防性给予柚皮苷、HPPA 后，LDH 的活力显著下调（给药组与模型组对比，$p < 0.001$），表明 HPPA 与柚皮苷一样，均能够抑制 LDH 的活力，从而减轻 LPS 诱导的 ALI 病变。这说明 HPPA 防治急性肺损伤的机制与 LDH 的调控相关。人体中的 LDH 有不同的亚型，当 LDH 聚合物中含有较多的 A 链，其倾向于将丙酮酸转化成乳酸。相反地，LDH 聚合物中 B 链数量越多，其越容易将丙酮酸转化成乙酰辅酶 A。[95]

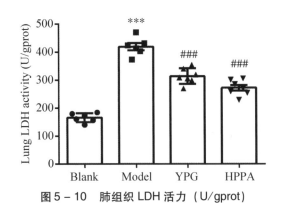

图 5 - 10　肺组织 LDH 活力（U/gprot）

与空白对照组比较，$***p<0.001$；与模型组比较，$###p<0.001$。

7. HPPA 能够抑制 LPS 诱导 ALI 小鼠肺组织细胞凋亡蛋白酶的活性

目前已知细胞凋亡酶 Caspase-1 是调控 IL-1β、IL-18 前体蛋白成熟的主要调控酶。前述实验表明 HPPA 能够抑制 LPS 所致的 ALI 小鼠肺组织细胞因子 IL-1β、IL-18 的过表达。但 HPPA 对急性肺损伤小鼠的 Caspase-1 活力是否有影响目前尚不明了。为此，我们测定了各组动物肺组织 Caspase-1 活性（图 5 - 11）。在 LPS 刺激下，模型组小鼠 Caspase-1 活性显著提高（与空白对照组相比，$p<0.001$），表明 LPS 能够激活 Caspase-1 通路调控相关细胞因子的表达。这说明 LPS 激活 Caspase-1 的分子机制与酰脂 A 有关。[96] 与之相反，在柚皮苷、HPPA 预防给药组中，能够观察到 Caspase-1 活性的显著下调（与模型组相比，$p<0.001$），提示 HPPA 与柚皮苷一样，能够抑制 Caspase-1 的活性，从而减少细胞因子 IL-1β、IL-18 的表达，最终减轻 ALI 小鼠的肺部炎症。IL-1β、IL-18 的分泌依赖于 Caspase-1 的酶切作用，[97] 说明 Caspase-1 可能是防治急性肺损伤的一个潜在靶点，HPPA 可通过调控其活力，起到改善急性肺损伤肺部炎症的作用。

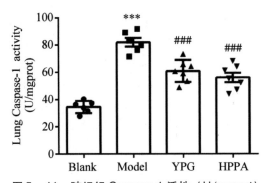

图 5 - 11　肺组织 Caspase-1 活性（U/mgprot）

与空白对照组比较，$***p<0.001$；与模型组比较，$###p<0.001$。

除了调控细胞因子 IL-1β、IL-18 的分泌与表达之外，Caspase-1 也参与了细胞凋亡的调控过程。细胞凋亡是一种非稳态的裂解性细胞死亡过程，常常伴随有细胞质肿胀与破裂现象，[98] 能够将入侵的病原微生物暴露给吞噬细胞与中性粒细胞，是抵抗病原微生物感染的关键环节。[99] 也有报道显示细胞凋亡能够促进获得性免疫的发生，其调控机制是在细胞因子 IL-1α 与高迁移率族蛋白 B1（high mobility group box 1，HMGB1）等的辅助下，通过胞质裂解释放抗体，[100] 这与细胞自噬有异曲同工之处。但细胞凋亡的过量加剧，也会导致组织的损伤。为此，我们考察了另一个细胞凋亡酶 Caspase-3 在 ALI 小鼠及 HPPA 预防给药小鼠肺组织中的活性，结果见图 5 - 12。与 Caspase-1 一样，LPS 也能够显著增加模型组小鼠 Caspase-3 的活性（与空白对照组比较，$p < 0.001$）。与此同时，与模型组相比（$p < 0.05$），HPPA 预防给药后，能够有效地抑制 Caspase-3 的活性，提示 HPPA 能够减少由 LPS 诱导的细胞凋亡，从而改善 ALI。

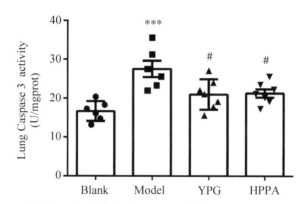

图 5 - 12　肺组织 Caspase-3 活性（U/mgprot）

与空白对照组比较，$***p < 0.001$；与模型组比较，$\#p < 0.05$。

第三节　本章小结

本章考察了柚皮苷经人体肠道微生物介导产生的主要代谢产物 HPPA 在镇咳与急性肺损伤方面的活性。结果表明，HPPA 不能有效地减少辣椒素、枸橼酸诱导的豚鼠咳嗽次数，提示 HPPA 不具有镇咳作用。

与此同时，通过构建 LPS 诱导的急性肺损伤小鼠模型，考察了 HPPA 预防给药对 ALI 的保护作用，结果发现 HPPA 连续 3 天预防给药后，能够有效地减轻肺水肿、抑制炎症因子的过表达及中性粒细胞的富集、减少细胞凋亡，提示 HPPA 具有良好的抗急性肺部炎症的作用。

柚皮苷的口服生物利用度非常低，难以通过原型的形式吸收入血。但柚皮苷已被证实对多种急、慢性炎症具有良好的防治作用，本章研究也首次发现等摩尔剂量给药的 HPPA 对 ALI 小鼠的改善作用与柚皮苷基本一致，二者的各项指标无统计学差异。这提示柚皮苷是通过其体内下游代谢产物 HPPA 起到抗急性肺部炎症的作用。HPPA 是柚皮苷在体内发挥防治肺部炎症药效的物质基础之一，其作用机制如下：口服的柚皮苷在肠道微生物的代谢作用下，转化成 HPPA，HPPA 进一步被吸收进入循环系统并到达靶器官，最终减少呼吸道炎症。HPPA 防治肺部炎症的作用机制与巨噬细胞以及 mTOR-NLRP3-Caspase-1-IL-1β/IL-18/NF-κB 等相关通路有关。

参 考 文 献

［1］ LIU Y, WU H, NIE Y C, et al. Naringin attenuates acute lung injury in LPS-treated mice by inhibiting NF-κB pathway ［J］. International immunopharmacology, 2011, 11: 1606 - 1612.

［2］ NIE Y C, WU H, LI P B, et al. Characteristic comparison of three rat models induced by cigarette smoke or combined with LPS: to establish a suitable model for study of airway mucus hypersecretion in chronic obstructive pulmonary disease ［J］. Pulmonary pharmacology and therapeutics. 2012, 25: 349 - 356.

［3］ GAO S, LI P B, YANG H, et al. Antitussive effect of naringin on experimentally induced cough in guinea pigs ［J］. Planta medica, 2011, 77: 16 - 21.

［4］ CHEN Y, WU H, NIE Y C, et al. Mucoactive effects of naringin in lipopolysaccharide-induced acute lung injury mice and beagle dogs ［J］. Environmental toxicology and pharmacology, 2014, 38: 279 - 287.

［5］ CHEN Y, NIE Y C, LUO Y L, et al. Protective effects of naringin against paraquat-induced acute lung injury and pulmonary fibrosis in mice ［J］. Food and chemical toxicology, 2013, 58: 133 - 140.

［6］ LUO Y L, ZHANG C C, LI P B, et al. Naringin attenuates enhanced cough, airway hyperresponsiveness and airway inflammation in a guinea pig model of chronic bronchitis induced by cigarette smoke ［J］. International immunopharmacology, 2012, 13: 301 - 307.

［7］ LUO Y L, LI P B, ZHANG C C, et al. Effects of four antitussives on airway neurogenic inflammation in a guinea pig model of chronic cough induced by cigarette smoke exposure ［J］. Inflammation research, 2013, 62: 1053 - 1061.

［8］ NIE Y C, WU H, LI P B, et al. Naringin attenuates EGF-induced MUC5AC secretion in A549 cells by suppressing the cooperative activities of MAPKs-AP-1 and IKKs-IκB-NF-κB signaling pathways ［J］. European journal of pharmacology, 2012, 690: 207 - 213.

［9］ SHI R, XIAO Z T, ZHENG Y J, et al. Naringenin regulates CFTR activation and expression in airway epithelial cells ［J］. Cellular physiology and biochemistry, 2017, 44: 1146 - 1160.

[10] NIE Y C, WU H, LI P B, et al. Anti-inflammatory effects of naringin in chronic pulmonary neutrophilic inflammation in cigarette smoke-exposed rats [J]. Journal of medicinal food, 2012, 15: 894 – 900.

[11] FABRE N, RUSTAN I, DE HOFFMANN E, et al. Determination of flavone, flavonol, and flavanone aglycones by negative ion liquid chromatography electrospray ion trap mass spectrometry [J]. Journal of the American society for mass spectrometry, 2001, 12: 707 – 715.

[12] YANG J, QIAN D, GUO J, et al. Identification of the major metabolites of hyperoside produced by the human intestinal bacteria using the ultra performance liquid chromatography/quadrupole-time-of-flight mass spectrometry [J]. Journal of ethnopharmacology, 2013, 147: 174 – 179.

[13] PEREIRA-CARO G, FERNáNDEZ-QUIRóS B, LUDWIG I A, et al. Catabolism of citrus flavanones by the probiotics Bifidobacterium longum and Lactobacillus rhamnosus [J]. European journal of nutrition, 2018, 57: 231 – 242.

[14] PEREIRA-CARO G, BORGES G, KY I, et al. In vitro colonic catabolism of orange juice (poly) phenols [J]. Molecular nutrition and food research, 2015, 59: 465 – 475.

[15] LOU Y, ZHENG J, HU H, et al. Application of ultra-performance liquid chromatography coupled with quadrupole time-of-flight mass spectrometry to identify curcumin metabolites produced by human intestinal bacteria [J]. Journal of chromatography B, 2015, 985: 38 – 47.

[16] CHEN M Y, SHAO L, ZHANG W, et al. Metabolic analysis of Panax notoginseng saponins with gut microbiota-mediated biotransformation by HPLC-DAD-Q-TOF-MS/MS [J]. Journal of pharmaceutical and biomedical analysis, 2018, 150: 199 – 207.

[17] LIU M, ZOU W, YANG C, et al. Metabolism and excretion studies of oral administered naringin, a putative antitussive, in rats and dogs [J]. Biopharmaceutics and drug disposition, 2012, 33: 123 – 134.

[18] WU G D, CHEN J, HOFFMANN C, et al. Linking long-term dietary patterns with gut microbial enterotypes [J]. Science, 2011, 334: 105 – 108.

[19] SMITH C C R, SNOWBERG L K, GREGORY CAPORASO J, et al. Dietary input of microbes and host genetic variation shape among-population differences in stickleback gut microbiota [J]. The ISME journal, 2015, 9: 2515 – 2526.

[20] LUO P, DAI W, YIN P, et al. Multiple reaction monitoring-ion pair finder: a systematic approach to transform nontargeted mode to pseudotargeted mode for metabolomics study based on liquid chromatography-mass spectrometry [J]. Analytical

chemistry, 2015, 87: 5050 – 5055.

[21] KIM K Y, JOO H J, KWON H W, et al. Development of a method to quantitate nematode pheromone for study of small-molecule metabolism in Caenorhabditis elegans [J]. Analytical chemistry. 2013, 85: 2681 – 2688.

[22] BRAUNE A, BLAUT M. Bacterial species involved in the conversion of dietary flavonoids in the human gut [J]. Gut microbes, 2016, 7: 216 – 234.

[23] KOPPEL N, MAINI REKDAL V, BALSKUS E P. Chemical transformation of xenobiotics by the human gut microbiota [J]. Science, 2017, 356: eaag2770.

[24] VAN NOTEN N, VAN LIEFFERINGE E, DEGROOTE J, et al. Weaning affects the glycosidase activity towards phenolic glycosides in the gut of piglets [J]. Journal of animal physiology and animal nutrition, 2020, doi: 10.1111/jpn.13368.

[25] QIN J, LI R, RAES J, et al. A human gut microbial gene catalogue established by metagenomic sequencing [J]. Nature, 2010, 464: 59 – 65.

[26] MAGOč T, SALZBERG S L. FLASH: fast length adjustment of short reads to improve genome assemblies [J]. Bioinformatics, 2011, 27: 2957 – 2963.

[27] BOLGER A M, LOHSE M, USADEL B. Trimmomatic: a flexible trimmer for Illumina sequence data [J]. Bioinformatics, 2014, 30: 2114 – 2120.

[28] EDGAR R C, HAAS B J, CLEMENTE J C, et al. UCHIME improves sensitivity and speed of chimera detection [J]. Bioinformatics, 2011, 27: 2194 – 2200.

[29] EDGAR R C. UPARSE: highly accurate OTU sequences from microbial amplicon reads [J]. Nature methods, 2013, 10: 996 – 998.

[30] BOKULICH N A, SUBRAMANIAN S, FAITH J J, et al. Quality-filtering vastly improves diversity estimates from Illumina amplicon sequencing [J]. Nature methods, 2013, 10: 57 – 59.

[31] QUAST C, PRUESSE E, YILMAZ P, et al. The SILVA ribosomal RNA gene database project: improved data processing and web-based tools [J]. Nucleic acids research, 2013, 41: D590 – D596.

[32] CHIOU Y S, WU J C, HUANG Q, et al. Metabolic and colonic microbiota transformation may enhance the bioactivities of dietary polyphenols [J]. Journal of functional foods, 2014, 7: 3 – 25.

[33] BRAUNE A, BLAUT M. Bacterial species involved in the conversion of dietary flavonoids in the human gut [J]. Gut microbes, 2016, 7: 216 – 234.

[34] EL KAOUTARI A, ARMOUGOM F, GORDON J I, et al. The abundance and variety of carbohydrate-active enzymes in the human gut microbiota [J]. Nature reviews microbiology, 2013, 11: 497 – 504.

[35] LEVIN B J, HUANG Y Y, PECK S C, et al. A prominent glycyl radical enzyme in

human gut microbiomes metabolizes trans-4-hydroxy-L-proline [J]. Science, 2017, 355: eaai8386.

[36] NEMETH K, PLUMB G W, BERRIN J G, et al. Deglycosylation by small intestinal epithelial cell β-glucosidases is a critical step in the absorption and metabolism of dietary flavonoid glycosides in humans [J]. European journal of nutrition, 2003, 42: 29 – 42.

[37] RAIMONDI S, RONCAGLIA L, DE LUCIA M, et al. Bioconversion of soy isoflavones daidzin and daidzein by Bifidobacterium strains [J]. Applied microbiology and biotechnology, 2009, 81: 943 – 950.

[38] AVILA M, HIDALGO M, SANCHEZ-MORENO C, et al. Bioconversion of anthocyanin glycosides by bifidobacteria and Lactobacillus [J]. Food research international, 2009, 42: 1453 – 1461.

[39] MAROTTI I, BONETTI A, BIAVATI B, et al. Biotransformation of common bean (Phaseolus vulgaris L.) flavonoid glycosides by Bifidobacterium species from human intestinal origin [J]. Journal of agricultural and food chemistry, 2007, 55: 3913 – 3919.

[40] BANG S H, HYUN Y J, SHIM J, et al. Metabolism of rutin and poncirin by human intestinal microbiota and cloning of their metabolizing α-Lrhamnosidase from Bifidobacterium dentium [J]. Journal of microbiology and biotechnology, 2015, 25: 18 – 25.

[41] BRAUNE A, BLAUT M. Intestinal bacterium Eubacterium cellulosolvens deglycosylates flavonoid C-and O-glucosides [J]. Applied and environmental microbiology, 2012, 78: 8151 – 8153.

[42] KIM M, KIM N, HAN J. Metabolism of Kaempferia parviflora polymethoxy flavones by human intestinal bacterium Blautia sp. MRG-PMF1 [J]. Journal of agricultural and food chemistry, 2014, 62: 12377 – 12383.

[43] BRAUNE A, BLAUT M. Deglycosylation of puerarin and other aromatic C-glucosides by a newly isolated human intestinal bacterium [J]. Environmental microbiology, 2011, 13: 482 – 494.

[44] SHIN N R, MOON J S, SHIN S Y, et al. Isolation and characterization of human intestinal Enterococcus avium EFEL009 converting rutin to quercetin [J]. Letters in applied microbiology, 2016, 62: 68 – 74.

[45] KIM M, LEE J, HAN J. Deglycosylation of isoflavone C-glycosides by newly isolated human intestinal bacteria [J]. Journal of the science of food and agriculture, 2015, 95: 1925 – 1931.

[46] SCHLOISSNIG S, ARUMUGAM M, SUNAGAWA S, et al. Genomic variation land-

scape of the human gut microbiome [J]. Nature, 2013, 493: 45 – 50.

[47] MICHLMAYR H, KNEIFEL W. β-Glucosidase activities of lactic acid bacteria: mechanisms, impact on fermented food and human health [J]. FEMS microbiology letters, 2014, 352: 1 – 10.

[48] BRAUNE A, ENGST W, BLAUT M. Identification and functional expression of genes encoding flavonoid O-and C-glycosidases in intestinal bacteria [J]. Environmental microbiology, 2016, 18: 2117 – 2129.

[49] BEEKWILDER J, MARCOZZI D, VECCHI S, et al. Characterization of rhamnosidases from Lactobacillus plantarum and Lactobacillus acidophilus [J]. Applied and environmental microbiology, 2009, 75: 3447 – 3454.

[50] AVILA M, JAQUET M, MOINE D, et al. Physiological and biochemical characterization of the two α-L-rhamnosidases of Lactobacillus plantarum NCC245 [J]. Microbiology, 2009, 155: 2739 – 2749.

[51] WARE L B, MATTHAY M A. The acute respiratory distress syndrome [J]. New england journal of medicine, 2000, 342: 1334 – 1349.

[52] JOHNSON E R, MATTHAY M A. Acute lung injury: epidemiology, pathogenesis, and treatment [J]. Journal of aerosol medicine and pulmonary drug delivery, 2010, 23: 243 – 252.

[53] MEDURI G U, ANNANE D, CHROUSOS G P, et al. Activation and regulation of systemic inflammation in ARDS: rationale for prolonged glucocorticoid therapy [J]. Chest, 2009, 136: 1631 – 1643.

[54] LAMONTAGNE F, BRIEL M, GUYATT G H, et al. Corticosteroid therapy for acute lung injury, acute respiratory distress syndrome, and severe pneumonia: a meta-analysis of randomized controlled trials [J]. Journal of critical care, 2010, 25: 420 – 435.

[55] WANG H M, BODENSTEIN M, MARKSTALLER K. Overview of the pathology of three widely used animal models of acute lung injury [J]. European surgical research, 2008, 40: 305 – 316.

[56] CONTI G, TAMBALO S, VILLETTI G, et al. Evaluation of lung inflammation induced by intratracheal administration of LPS in mice: comparison between MRI and histology [J]. Magnetic resonance materials in physics, biology and medicine, 2010, 23: 93 – 101.

[57] BACHOFEN M, WEIBEL E R. Structural alterations of lung parenchyma in the adult respiratory distress syndrome [J]. Clinics in chest medicine, 1982, 3: 35 – 56.

[58] JIA X, CAO B, AN Y, et al. Rapamycin ameliorates lipopolysaccharide-induced a-

cute lung injury by inhibiting IL-1β and IL-18 production [J]. International immunopharmacology, 2019, 67: 211 - 219.

[59] DOLINAY T, KIM Y S, HOWRYLAK J, et al. Inflammasome-regulated cytokines are critical mediators of acute lung injury [J]. Ameriacn journal of respiratory and critical care medicine, 2012, 185: 1225 - 1234.

[60] ROUX J, KAWAKATSU H, GARTLAND B, et al. Interleukin-1β decreases expression of the epithelial sodium channel α-subunit in alveolar epithelial cells via a p38 MAPK-dependent signaling pathway [J]. Journal of biological chemistry, 2005, 280: 18579 - 18589.

[61] MAKABE H, KOJIKA M, TAKAHASHI G, et al. Interleukin-18 levels reflect the long-term prognosis of acute lung injury and acute respiratory distress syndrome [J]. Journal of anesth, 2012, 26: 658 - 663.

[62] DOS SANTOS G, KUTUZOV M A, RIDGE K M. The inflammasome in lung diseases. American Journal of Physiology [J]. Lung cellular and molecular physiology, 2012, 303: L627 - L633.

[63] LAMKANFI M, DIXIT V M. Mechanisms and functions of inflammasomes [J]. Cell, 2014, 157: 1013 - 1022.

[64] JO E K, KIM J K, SHIN D M, et al. Molecular mechanisms regulating NLRP3 inflammasome activation [J]. Cellular and molecular immunology, 2016, 13: 148 - 159.

[65] BORASCHI D, ITALIANI P, WEIL S, et al. The family of the interleukin-1 receptors [J]. Immunological reviews, 2018, 281: 197 - 232.

[66] LEE S A, LEE S H, KIM J Y, et al. Effects of glycyrrhizin on lipopolysaccharide-induced acute lung injury in a mouse model [J]. Journal of thoracic disease, 2019, 11: 1287 - 1302.

[67] DINARELLO C A. Interleukin-1 in the pathogenesis and treatment of inflammatory diseases [J]. Blood, 2011, 117: 3720 - 3732.

[68] DAGVADORJ J, SHIMADA K, CHEN S, et al. Lipopolysaccharide induces alveolar macrophage necrosis via CD14 and the P2X7 receptor leading to interleukin-1a release [J]. Immunity, 2015, 42: 640 - 653.

[69] GUO C, WU T, ZHU H, et al. Aquaporin 4 blockade attenuates acute lung injury through inhibition of Th17 cell proliferation in mice [J]. Inflammation, 2019, 42: 1401 - 1412.

[70] BOSMANN M, RUSSKAMP N F, WARD P A. Fingerprinting of the TLR4-induced acute inflammatory response [J]. Experimental and molecular pathology, 2012, 93: 319 - 323.

[71] WU J, YAN Z, SCHWARTZ D E, et al. Activation of NLRP3 inflammasome in alveolar macrophages contributes to mechanical stretch-induced lung inflammation and injury [J]. Journal of immunology, 2013, 190: 3590 – 3599.

[72] KUIPERS M T, ASLAMI H, JANCZY Jr, et al. Ventilator-induced lung injury is mediated by the NLRP3 inflammasome [J]. Anesthesiology, 2012, 116: 1104 – 1115.

[73] NADEAU-VALLEE M, CHIN P Y, BELARBI L, et al. Antenatal suppression of IL-1 protects against inflammation-induced fetal injury and improves neonatal and developmental outcomes in mice [J]. Journal of immunology, 2017, 198: 2047 – 2062.

[74] VANDEN BERGHE T, DEMON D, BOGAERT P, et al. Simultaneous targeting of IL-1 and IL-18 is required for protection against inflammatory and septic shock [J]. American journal of respiratory and critical care medicine, 2014, 189: 282 – 291.

[75] COATES B M, STARICHA K L, RAVINDRAN N, et al. Inhibition of the NOD-like receptor protein 3 inflammasome is protective in juvenile influenza a virus infection [J]. Frontiers in immunology, 2017, 8: 782.

[76] NETEA M G, JOOSTEN L A. Inflammasome inhibition: putting out the fire [J]. Cell metabolism, 2015, 21: 513 – 514.

[77] SHAO B Z, XU Z Q, HAN B Z, et al. NLRP3 inflammasome and its inhibitors: a review [J]. Frontiers in pharmacology, 2015, 6: 262.

[78] COLL R C, ROBERTSON A A, CHAE J J, et al. A small-molecule inhibitor of the NLRP3 inflammasome for the treatment of inflammatory diseases [J]. Nature medicine, 2015, 21: 248 – 255.

[79] KO J H, YOON S O, LEE H J, et al. Rapamycin regulates macrophage activation by inhibiting NLRP3 inflammasome-p38 MAPK-NFκB pathways in autophagy-and p62-dependent manners [J]. Oncotarget, 2017, 8: 40817 – 40831.

[80] NAZIR S, GADI I, AL-DABET M M, et al. Cytoprotective activated protein C averts Nlrp3 inflammasome induced ischemia reperfusion injury via mTORC1 inhibition [J]. Blood, 2017, 130: 2664 – 2677.

[81] MOON J S, HISATA S, PARK M A, et al. mTORC1-induced HK1-dependent glycolysis regulates NLRP3 inflammasome activation [J]. Cell reports, 2015, 12: 102 – 115.

[82] LIU Y C, GAO X X, CHEN L, et al. Rapamycin suppresses Abeta25-35-or LPS-induced neuronal inflammation via modulation of NF-κB signaling [J]. Neuroscience, 2017, 355: 188 – 199.

[83] TEMIZ-RESITOGLU M, KUCUKKAVRUK S P, GUDEN D S, et al. Activation of mTOR/IκB-α/NF-κB pathway contributes to LPS-induced hypotension and inflammation in rats [J]. European journal of pharmacology, 2017, 802: 7 – 19.

[84] KONO H, KARMARKAR D, IWAKURA Y, et al. Identification of the cellular sensor that stimulates the inflammatory response to sterile cell death [J]. Journal of immunology, 2010, 184: 4470 – 4478.

[85] LIU Y, SU W W, WANG S, et al. Naringin inhibits chemokine production in a macrophage cell line RAW 264.7 macrophage cell line [J]. Molecular medicine reports, 2012, 6: 1343 – 1350.

[86] CEPKOVA M, MATTHAY M A. Pharmacotherapy of acute lung injury and the acute respiratory distress syndrome [J]. Journal of intensive care medicine, 2006, 21: 119 – 143.

[87] HU Y, LOU J, MAO Y Y, et al. Activation of MTOR in pulmonary epithelium promotes LPS-induced acute lung injury [J]. Autophagy, 2016, 12: 2286 – 2299.

[88] QIN X, ZHU G, HUANG L, et al. LL-37 and its analog FF/CAP18 attenuate neutrophil migration in sepsis-induced acute lung injury [J]. Journal of cellular biochemistry, 2018, 120: 4863 – 4871.

[89] KLEBANOFF S J. Myeloperoxidase: friend and foe [J]. Journal of leukocyte biology, 2005, 77: 598 – 625.

[90] HAEGENS A, HEERINGA P, VAN SUYLEN R J, et al. Myeloperoxidase deficiency attenuates lipopolysaccharide induced acute lung inflammation and subsequent cytokine and chemokine production [J]. Journal of immunology, 2009, 182: 7990 – 7996.

[91] MIAO P, SHENG S, SUN X, et al. Lactate dehydrogenase A in cancer: a promising target for diagnosis and therapy [J]. IUBMB life, 2013, 65: 904 – 910.

[92] QI T, XU F, YAN X, et al. Sulforaphane exerts anti-inflammatory effects against lipopolysaccharide-induced acute lung injury in mice through the Nrf2/ARE pathway [J]. International journal of molecular medicine, 2016, 37: 182 – 188.

[93] XU X, LI H. GONG Y, et al. Hydrogen sulfide ameliorated lipopolysaccharide-induced acute lung injury by inhibiting autophagy through PI3K/Akt/mTOR pathway in mice [J]. Biochemical and biophysical research communications, 2018, 507: 514 – 518.

[94] SONG Z, LI S, ZHANG C, et al. The therapeutic effect of verapamil in lipopolysaccharide-induced acute lung injury [J]. Biochemical and biophysical research communications, 2019, 517: 645 – 654.

[95] KOLEV Y, UETAKE H, TAKAGI Y, et al. Lactate dehydrogenase-5 (LDH-5) ex-

pression in human gastric cancer: association with hypoxia-inducible factor (HIF-1α) pathway, angiogenic factors production and poor prognosis [J]. Annals of surgical oncology, 2008, 15: 2336 – 2344.

[96] HAGAR J A, POWELL D A, AACHOUI Y, et al. Cytoplasmic LPS activates caspase-11: implications in TLR4-independent endotoxic shock [J]. Science, 2013, 341: 1250 – 1253.

[97] LAMKANFI M, DIXIT V M. Modulation of inflammasome pathways by bacterial and viral pathogens [J]. Journal of immunology, 2011, 187: 597 – 602.

[98] LAMKANFI M. Emerging inflammasome effector mechanisms [J]. Nature reviews immunology, 2011, 11: 213 – 220.

[99] AACHOUI Y, LEAF I A, HAGAR J A, et al. Caspase-11 protects against bacteria that escape the vacuole [J]. Science, 2013, 339: 975 – 978.

[100] LAMKANFI M, DIXIT V M. Mechanisms and functions of inflammasomes [J]. Cell, 2014, 157: 1013 – 1022.

附录　缩略词表

缩写	英文全称	中文全称
UFLC-Q-TOF-MS/MS	ultra-fast liquid chromatography-quadruple-time of flight tandem mass spectrometry	超快速液相色谱－飞行时间质谱联用系统
HPPA	3-（4′-hydroxyphenyl）propanoic acid，HPPA	对羟基苯丙酸
RRLC-MS/MS	rapid resolution liquid chromatography-tandem mass spectrometry	快速液相串联三重四级杆质谱
LPS	lipopolysaccharide	脂多糖
ALI	acute lung injury	急性肺损伤
IL-18	interleukin-18	白细胞介素 18
IL-1β	interleukin-1β	白细胞介素 1β
IL-1α	interleukin-1α	白细胞介素 1α
MPO	myeloperoxidase	髓过氧化物酶
LDH	lactate dehydrogenase	乳酸脱氢酶
RAR	rapidly adapting stretch receptor	快速适应性肺部牵张感受器
AHR	airway hyperresponsiveness	气道高反应
NEP	neutral endopeptidase	中性肽链内切酶
CVA	cough variant asthma	咳嗽变异性哮喘
EGF	epidermal growth factor	表皮生长因子
MAPK	mitogen-activated protein kinase	促有丝分裂原活化蛋白激酶
ERK	extracellular signal-regulated kinase	细胞外信号调节激酶
JNK	Jun N-terminal kinase	Jun 氨基端激酶
NF-κB	nuclear factor kappa B	核转录因子 κB
AP-1	activator protein-1	激活蛋白－1

续上表

缩写	英文全称	中文全称
IKKs	inhibitor κB kinases	κB 激酶抑制剂
IκB	inhibitor κB	κB 抑制剂
BALF	brocho alveolar larage fluid	肺泡灌洗液
CFTR	cystic fibrosis transmembrane conductance regulator	囊性纤维化跨膜电导调节器
SCFA	short chain fatty acid	短链脂肪酸
TLR	Toll like receptor	Toll 样受体
IG	immunoglobulin	免疫球蛋白
TLC	thin layer chromatography	薄层色谱
NMR	nuclear magnetic resonance	核磁共振
PPA	3-（phenyl）propionic acid	苯丙酸
PON	paraoxonase	对氧磷酶
SOD	superoxide dismutase	超氧化物歧化酶
CAT	catalase	过氧化氢酶
GSH	glutathione	谷胱甘肽
GSH-Px	glutathione peroxidase	谷胱甘肽过氧化物酶
TBARS	thiobarbituric acid reactive substances	硫代巴比妥酸反应性物质
total-C	total-cholesterol	总胆固醇
TG	triglyceride	甘油三酯
AI	atherogenic index	动脉粥样硬化指数
HDL-C	high-density lipoprotein-cholesterol	高密度脂蛋白胆固醇
DFT	density functional theory	密度泛函理论
COX-2	cyclooxygenase-2	环氧酶 – 2
Ⅰ IFN	type Ⅰ interferon	Ⅰ 型干扰素
DAMP	damage associated molecular pattern	损伤相关分子模式
ROS	reactive oxygen species	活性氧
BMI	body mass index	体质指数
IDA	information-dependent acquisition	信号依赖采集
MRM	multiple reaction monitoring	多反应监测
NG	naringin	柚皮苷

续上表

缩写	英文全称	中文全称
NE	naringenin	柚皮素
BA	benzoic acid	苯甲酸
QC	quality control	质控样品
LLOQ	lower of quantification	定量下限
RSD	relative standard deviation	相对标准差
Pos	Positive correlation	正相关
Neg	Negative correlation	负相关
AveLen	average length	平均序列长度
OTU	operational taxonomic unit	分类操作单元
NMDS	nonmetric multidimensional scaling	非度量多维标定法
Anosim	analysis of similarities	相似性分析
ELISA	enzyme-linked immuno sorbent assay	酶联免疫吸附测定
SPF	specific pathogen free	无特定病原体
PBS	phosphate buffer	磷酸盐缓冲液
ANOVA	analysis of variance	方差分析
AQP	aquaporin	水通道蛋白
TLR-4	Toll-like receptor 4	Toll 样受体4
ARDS	acute respiratory distress syndrome	急性呼吸窘迫综合征
NLRP3	NOD-like receptor family pyrin domain containing 3	NOD 样受体家族蛋白3
ASC	apoptosis-associated speck-like protein containing CARD	凋亡相关微粒蛋白
PAMP	pathogen-associated molecular pattern	病原体相关分子模式
TNF-α	tumor necrosis factor α	肿瘤坏死因子 α
MCP-1	monocyte chemotactic protein 1	单核细胞趋化蛋白1
mTOR	mammalian target of rapamycin	哺乳动物的雷帕霉素靶蛋白
MIP-1α	macrophage inflammatory protein-1α	巨噬细胞炎症蛋白1α
Th	T helper	适应性辅助 T 细胞
HMGB1	high mobility groupbox 1	迁移率族蛋白 B1